MEDITERRANEO EDITIONS

Olivenöl

ein Weg zur Langlebigkeit

Texte:
Stella Kalogeraki
archäologin

Layout:
Vangelis Papiomytoglou & Nektarios Droudakis

Fotos:
Vangelis Papiomytoglou

Ubersetzung ins Deutsche:
Alphabet Ltd.

Farbseparation und Druck:
Typokreta

www.mediterraneo.gr

ISBN: 960-8227-01-1

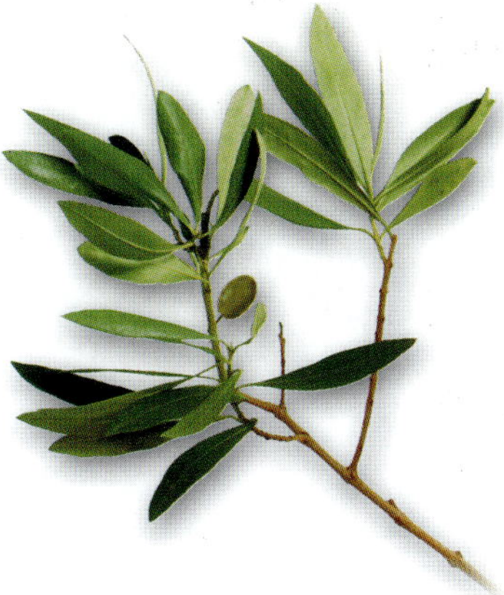

Olivenöl

ein Weg zur Langlebigkeit

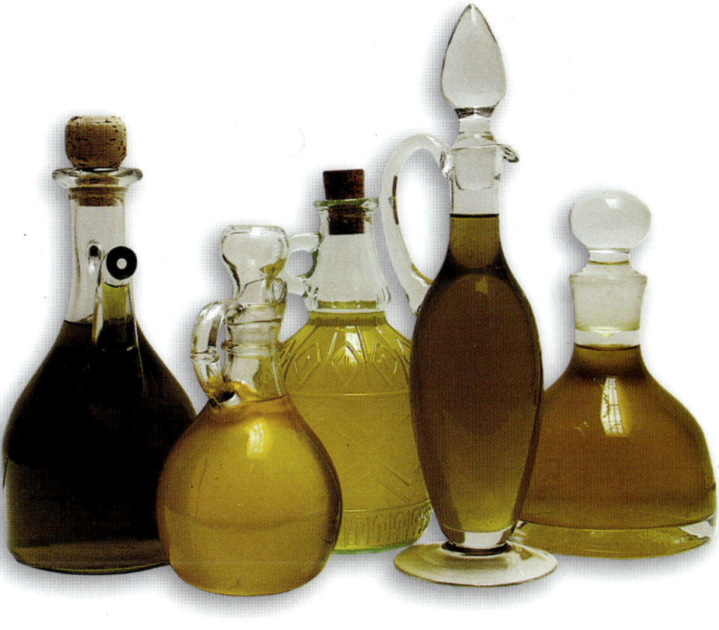

INHALTSVERZEICHNIS

GESCHMACKLICHE GENÜSSE AUF GRUNDLAGE DER OLIVE UND DES ÖLES

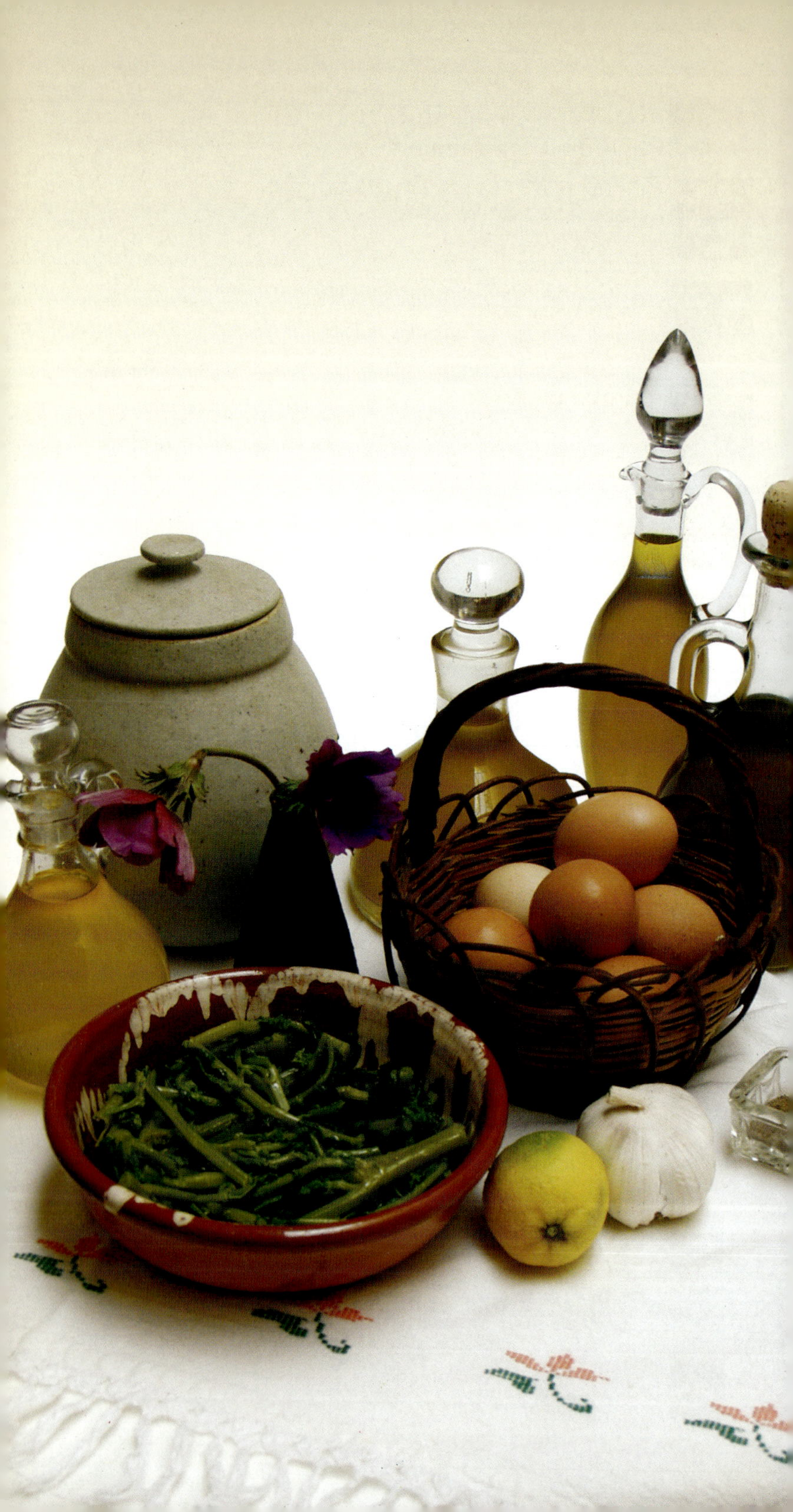

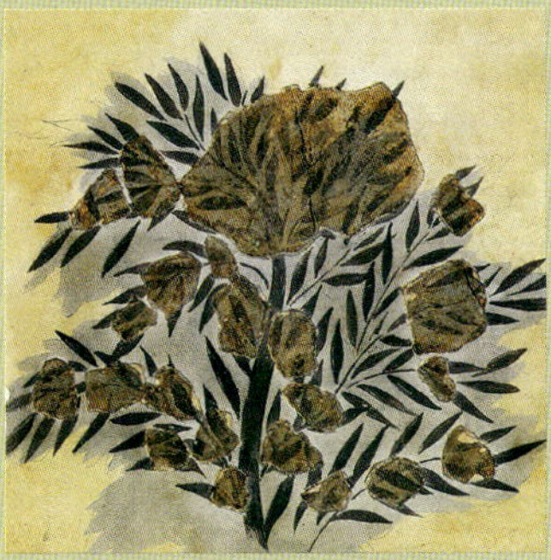

Wandmalerei aus dem Palast von Knossos mit Darstellung eines Ölbaums.

OLIVE & OLIVENÖL DIE WURZELN EINER URALTEN KULTUR

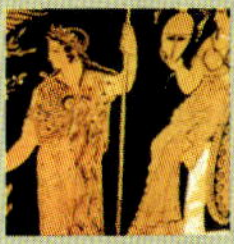

Im Mythos

Wie aus der Mythologie, den historischen Zeugnissen, den Überlieferungen und Bräuchen hervorgeht, hat das Olivenöl reiche Eigenschaften, die im Laufe der Zeit in der Kosmetik, der Medizin und Hygiene des Körpers Anwendung fanden. Dank seiner wohltuenden und oft Wunder wirkenden Eigenschaften konnten sowohl die Olive als auch hauptsächlich das Öl nicht anders als eine Art metaphysischen Charakter zu erwerben und mit kultischen und religiösen Handlungen in Verbindung gebracht zu werden. Beginnen wir also mit der Stellung, die die Olive und das Öl in der Welt der Mythologie einnahmen. Nach dem Mythos wurde die Olive im helladischen Raum von den Koureten verbreitet, riesenhaften, gutmütigen Gottheiten mit Herkunft von der Insel Euböa, die vor allem durch die

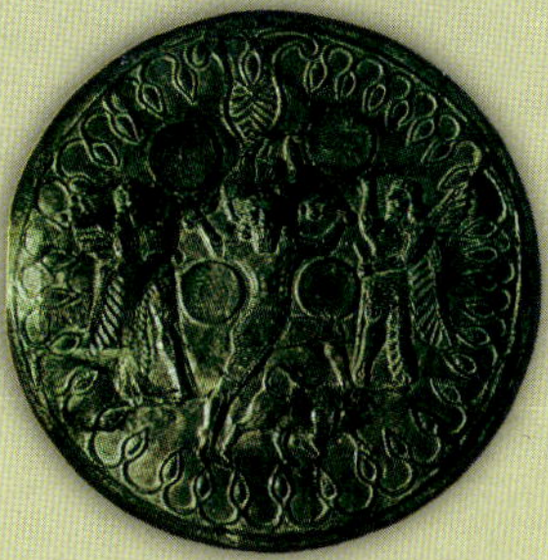

Auf diesem Schild aus der Idäischen Grotte sind die Koureten als geflügelte Gottheiten abgebildet, die Zeus umgeben.

Geburt des Zeus bekannt wurden, als sie sich in der Idäischen Grotte eingerichtet hatten, um laut auf ihre Schilde zu schlagen, um das Heulen des Neugeborenen vor seinem Vater Kronos zu verbergen. Aufgrund der Verbreitung des Ölbaums wurden sie als Wohltäter der Menschheit ange-

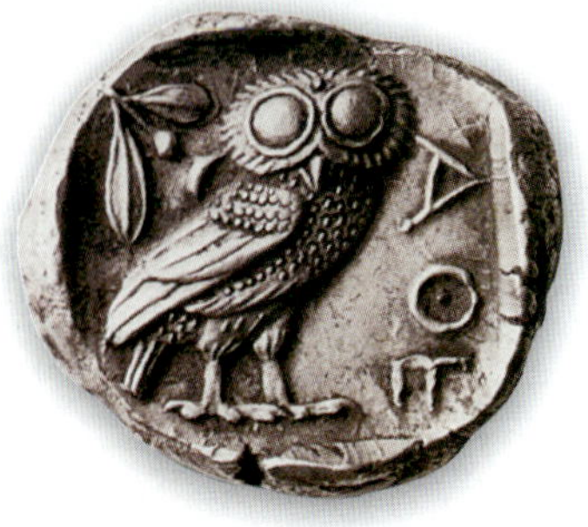

Antike athenische Münze mit den Symbolen der Göttin Athene: der Eule und dem Ölzweig.

sehen. Sogar die Erfindung und Einrichtung der Olympischen Spiele wurden auf sie zurückgeführt, da sie als erste einen aus Kreta gebrachten wilden Ölbaum in Olympia pflanzten. Mit einem Zweig dieses wilden Ölbaums kränzten sie den Sieger des ersten Wettkampfes, den sie unter sich ausführten, und seit damals galt der Brauch, den Sieger der Olympischen Spiele mit einem Zweig des wilden Ölbaums zu kränzen. Nach einem anderen Mythos schenkte Athene, die Göttin der Weisheit, den Menschen den Ölbaum, indem sie den ersten Baum auf dem heiligen Felsen der Akropolis pflanzte und so gegen Poseidon die Schutzherrschaft und Namensgebung Athens gewann. Den heiligen Baum der Akropolis gab es immer, und er ist eng mit der Geschichte Athens verbunden. Selbst als die Perser über Athen herrschten und den heiligen Baum verbrannten, schlug er am nächsten Tag wieder aus bewies so den unaufhörlichen Schutz der Stadt durch die Göttin Athene. Nach einer Variante desselben Mythos stammt Athene aus Kreta und schenkte den Minoern den heiligen Ölbaum. Dies lässt sich zu einem gewissen Grad durch die Nennung des Namens Potnia Athana auf Linear B - Tafeln, die in Knossos gefunden wurden, bestätigen. So lässt sich sagen, daß ein Zusammenhang zwischen der Göttin Athene und der Schlangengöttin des minoischen Kultes besteht. In beiden bisher untersuchten Mythen kann man einen direkten oder indirekten Bezug der Herkunft des Ölbaums zu Kreta erkennen. Es fehlt aber auch nicht an Mythen, die den Ölbaum mit anderen Gebieten Griechenlands in Verbindung bringen, z.B. mit der Peloponnes,

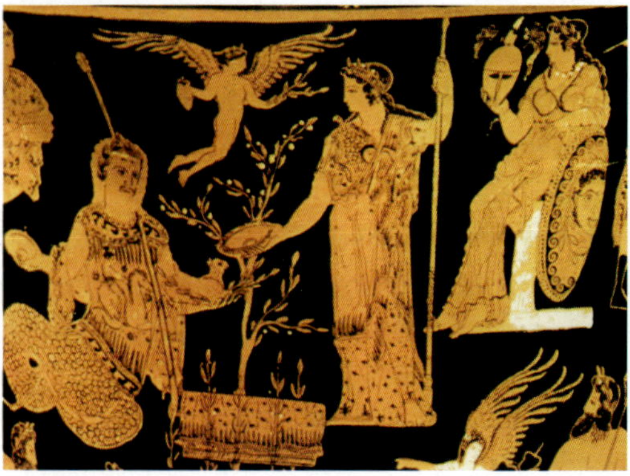

Auf diesem Krater des 5.Jh.v.Chr. ist im Zentrum die Schutzpatronin Athens, die Göttin Athene, und der heilige Baum abgebildet, der auf der Akropolis wächst.

wo nach einer Ansicht die erste wilde Olive an den Ufern des Flusses Alpheios wuchs. Gemäß einer anderen Ansicht war Herakles, der Held der griechischen Mythologie derjenige, der von den Donauquellen den Ölbaum nach Olympia brachte, wo er ihn pflanzte und von wo aus er auch nach Attika umgepflanzt wurde. Eine zentrale Stelle nimmt der Ölbaum auch in einem anderen bedeutenden Mythos ein, dem von der Geburt der Götter Apoll und Artemis. Als ihre Mutter einen Ort suchte, um ihre Kinder zu gebären, die sie von Zeus empfangen hatte, begab sie sich auf die Insel Delos. Dort legte sie sich in den Schatten eines Baumes und erwartete die Göttin der Geburtshilfe Eileithyia, die sie von den Wehen befreien und ihr bei der Geburt ihrer Kinder helfen sollte. Dieser Ölbaum wurde als heilig betrachtet und auf Delos, der Insel Apolls. Besonders gepflegt und gehütet. Außer dem Mythos über seine Geburt ist der

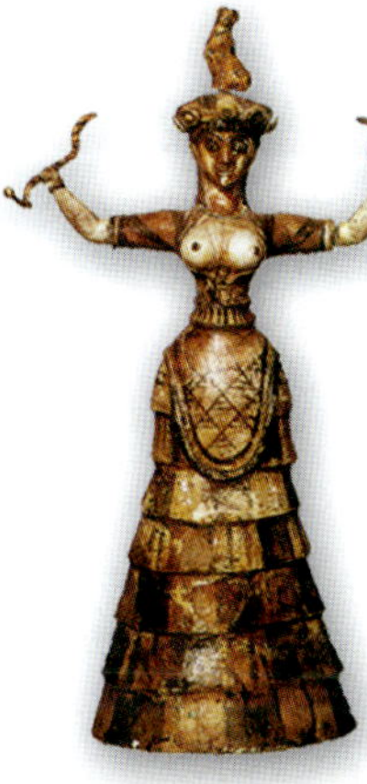

Dieses Idol aus Fayence, das in Knossos gefunden wurde, bildet die Schlangengöttin ab und lässt sich um 1600 v.Chr. datieren.

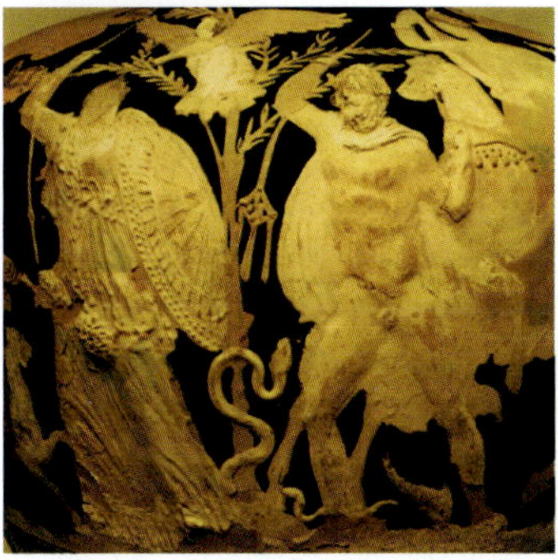

Auf dieser Hydria des 4.Jh.v.Chr. sieht man den Streit zwischen Athene und Poseidon um dieVorherrschaft in Athen. Zwischen den Zweigen des Ölbaums im Zentrum fliegt eine geflügelteNike auf Athene zu, was die Bevorzugung des heiligen Baumes durch die Athener und folglichden Sieg der Göttin der Weisheit zu Lasten Poseidons versinnbildlicht, der mit seinem Dreizack die Entstehung des Meeres verursachte, das durch die Delphine auf dem unteren Teil der Vase versinnbildlicht ist.

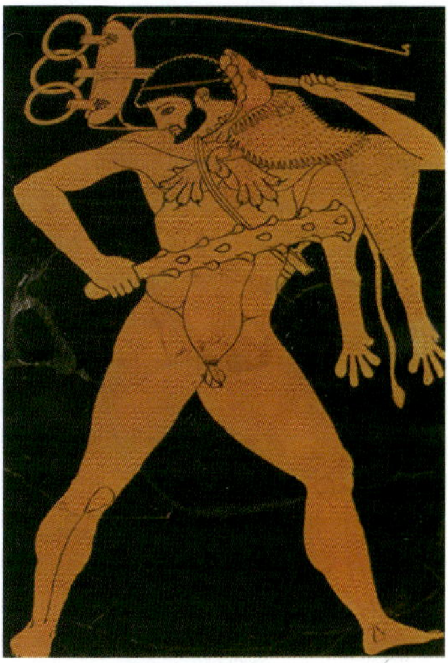

Nach dem Mythos war Herakles' Keule, die ihm beim Gewinn aller seiner Kämpfe behilflich war, aus dem Holz eines wilden Ölbaums gefertigt, der in der Nähe des Saronischen Golfes wuchs.

Name Apolls mit dem Ölbaum auch durch einen anderen Mythos verbunden, der seinen Sohn Aristaios betrifft. Aristaios, Sohn von Apoll und Kyrene, wuchs in der gleichnamigen Gegend auf, mit seiner Mutter und den Nymphen, die seine Erziehung übernahmen. Unter anderem lehrten sie ihn die Käse-, Honigherstellung und das Pfropfen des Ölbaums. Aristaios war außerdem Arzt, der Epidemien heilte, und seine Therapien basierten auf dem wilden Ölbaum und dem Olivenöl. Im Altertum glaubte man, daß Aristaios derjenige war, der sich als erster die Gewinnung des Öls durch Ausquetschen der Olive ausdachte. Vielleicht war dies der Beginn der Betrachtung des Ölbaums als heiligen und wertvollen Baum, die zur Verbreitung seines Anbaus und zur Entwicklung von technischen Verfahren zur Gewinnung seines wertvollen Saftes entschieden beitrug. Ferner reiste Aristaios nach dem Mythos nicht nur in Griechenland, sondern auch in Sardinien und Sizilien, wo er seine Olivenanbaukenntnisse verbreitete. In Sizilien wurde er sogar als Gott des Olivenanbaus geehrt. Außer den Mythen, in denen der Ölbaum im Mittelpunkt steht, gibt es auch die, in denen das Olivenöl eine bedeutende Rolle einnimmt. Ein solcher ist der Mythos, nach dem das Olivenöl, vermischt mit anderen aromatischen Ölen, als Ausgangsstoff für eine kosmetische Creme diente, die die Göttinnen des Olymp benutzten. Alle o.g. Mythen und ihre Varianten zeigen über die Freude hinaus, die sie dem Leser bereiten, die Bedeutung des Ölbaums, seiner Frucht und seines Saftes in der antiken Welt. Der Baum wurde als heilig verehrt, da um ihn und seine Produkte eine ganze Kultur entstanden ist, die in unmittelbarem Zusammenhang mit der Ernährung, Gesundheit, dem Alltagsleben, dem Kult und der Wirtschaft stand.

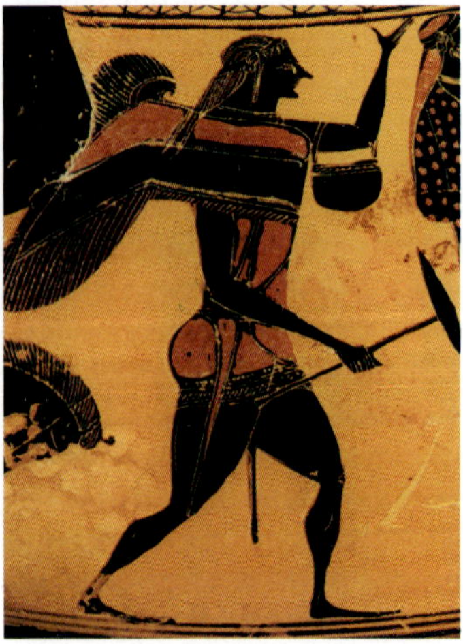

Aristaios wird auf dieser Amphore des 6.Jh.v.Chr. geflügelt abgebildet, wie er in seinem Sack den Menschen Geschenke bringt: Öl, Honig und Milch.

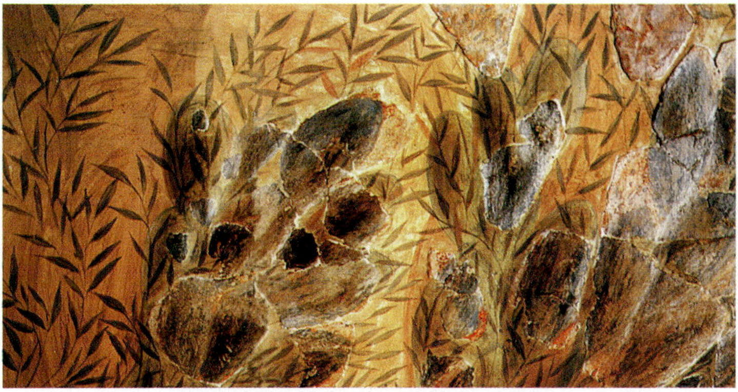

Ölbaum auf einer Wandmalerei des Palastes von Minos in Knossos.

Minoische Zeit Archäologische Zeugnisse

Wie aus den archäologischen Funden hervorgeht, war der Anbau des Ölbaums bereits in minoischer Zeit bekannt und verbreitet, und zwar schon zu Beginn des 3.Jt.v.Chr. Olivensteine undOlivenholz sind die wesentlichen Zeugen ihres alltäglichen Gebrauchs bei den Minoern. Die Verbreitung ihrer Kultivierung fällt zweifellos in die Mittelminoische Epoche, also von 2100 bis 1550 v.Chr., was sich sowohl aus der Menge der Oliven als auch der Öllampen beweisen lässt, die bei Ausgrabungen gefunden werden. Gegen Mitte des 2.Jt.v.Chr. war der Anbau des Ölbaums und die Benutzung seiner Produkte für die alltäglichen Bedürfnisse über ganz Kreta weit verbreitet, und Kreta muß damals ein Gebiet mit großer Olivenproduktion gewesen sein, mit entwickelter Wirtschaft, die auf jeden Fall auf dem Handel mit Olivenöl auf den Ägäis - Inseln und andernorts beruhte. Während derselben Periode begann außer dem Olivenanbau als Nahrungsmittelund aus wirtschaftlichen Gründen die aufkommende Beziehung der Olive mit dem Kult. Dies lässt sich an Kultgefäßen verdeutlichen, in denen Oliven als Gabe für die Gottheit gefunden wurden. Außer Oliven brachte man auch Öl in speziellen runden Kultgefäßen, dem sogenannten Kernos, dar, Gefäßen mit Vertiefungen am Rand, in die man verschiedene

Dinge als Dankgaben und Gegengaben für die Gottheit legte. Außerdem finden sich in Gräbern aus minoischer und späterer Zeit oft Vasen mit Oliven als Totengabe. Schon sehr früh erlangte der Ölbaum eine zentrale Rolle nicht nur im Alltagsleben und der Wirtschaft, sondern auch in Kult und Bestattungsbräuchen. Die Wichtigkeit des Ölbaums und die herausragende Stellung, die ihm die Minoer zuordneten, werden auch in der Kunst dieser Epoche deutlich. In der Keramik wie in der Juwelierkunst stellt der Ölbaum oft die Inspirationsquelle der Künstler im minoischen Kreta dar. Von besonderer Bedeutung sind jene archäologischen Funde, die Informationen über die Gewinnung von Öl aus der Olivenfrucht geben. Im Ausgrabungsgebiet von Kommos an der Küste südlich vonHerakleion fand man zwei Ölpressen, die aus runden steinernen Basen mit einer Rinne zum Auffangen des Öls bestanden. Daß es sich um eine Anlage zur Ölgewinnung handelt, wird auch an der Tatsache offenbar, daß am gleichen Ort zahlreiche Oliven, sowie Gefäße gefunden wurden, die mit dem Transport und der Lagerung von Olivenöl in Beziehung stehen. Außer in Kommos wurden auch anderswo steinerne Ölpressen entdeckt, wie z.B. in Phaistos, Knossos, Vathypetro im Gebiet Archanai und anderswo. Ein weiterer archäologischer Fund, der wertvolle Informationen über den Olivenanbau und die Ölproduktion gibt, sind die Linear B - Tafeln, die in Knossos gefunden wurden und um 1400 v.Chr. zu datieren sind. Auf diesen Tafeln, die vom Engländer Michel Ventris während des 2.

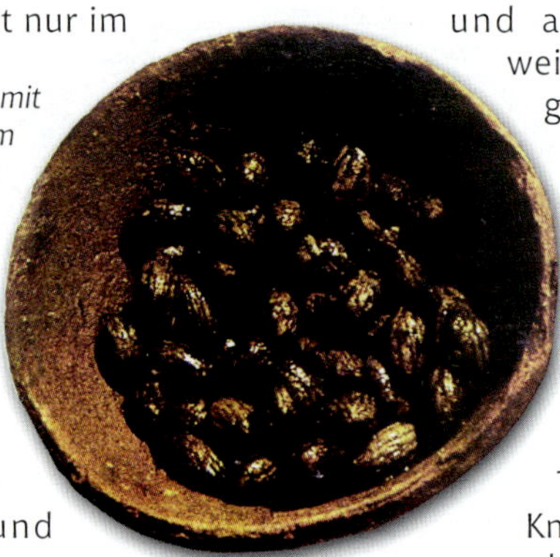

Konischer Skyphos mit Oliven aus dem minoischen Palast von Zakros. Eindrucksvoll war, nach dem Ausgräber N. Platon, der Erhaltungszustand der Oliven, die wie frisch aussahen.

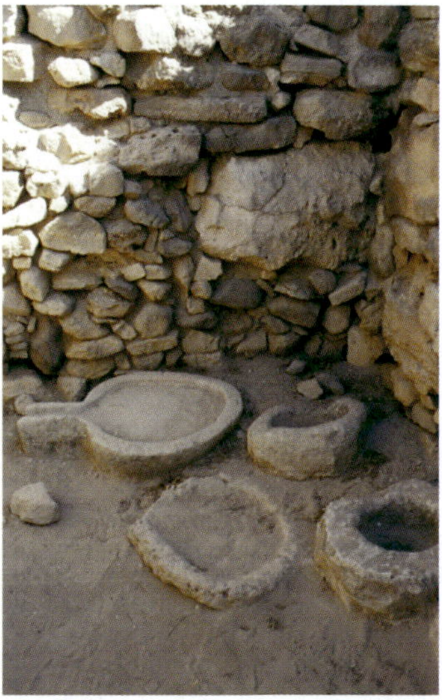

Steinerne Gegenstände, unter denen sich auch einige zur Ölgewinnung befanden, aus einemder zehn westlichen Vorratsräume von Phaistos.

Weltkriegs entschlüsselt wurden, tauchen Zeichen auf, die von der Benutzung des Olivenöls im täglichen Leben zeugen, in der Ernährung, dem Kult, aberauch in Wirtschaft und Handel. Beeindruckend ist die Tatsache, daß dabei drei verschiedene Symbole verwendet werden, die den

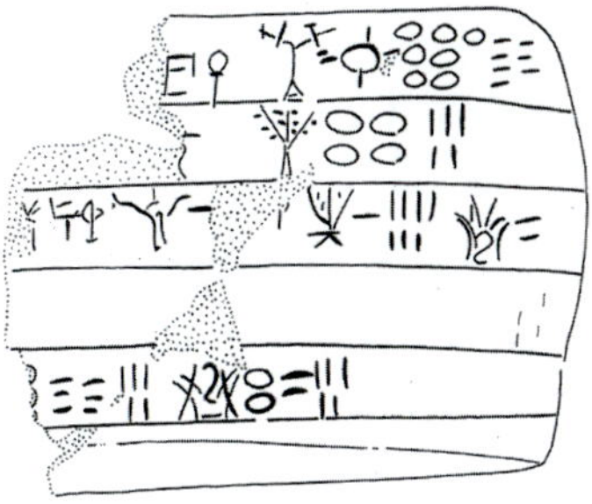

Linear B - Tafel aus Knossos, die die Existenz eines Ölhains erwähnt.

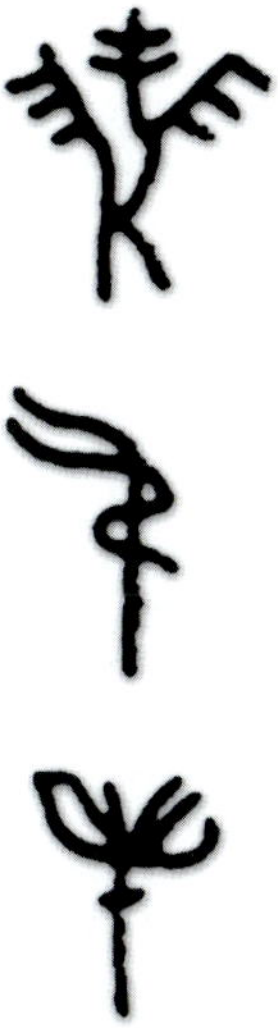

Die Schriftzeichen der Linear B - Schrift, die der Reihe nach den Ölbaum, das Öl und die Olivewiedergeben.

Baum, die Frucht und das Öl wiedergeben. Auf denselben Tafeln ist die Existenz eines Ölhains des Palastes erwähnt, während der wilde Ölbaum auf andere Art versinnbildlicht wird als der gezüchtete. Es ist nicht auszuschließen, daß die wilde Olive und ihr Öl in der Pharmazeutik und Kosmetikherstellung benutzt wurde.

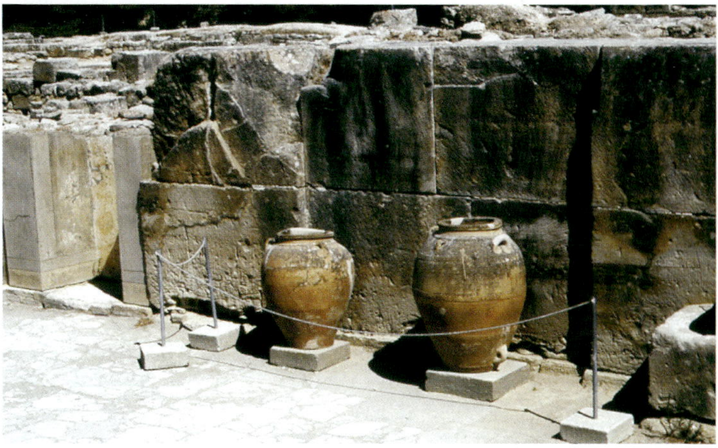

Tönerne Pithoi in der Nordfront des zentralen Hofes im minoischen Palast von Phaistos.

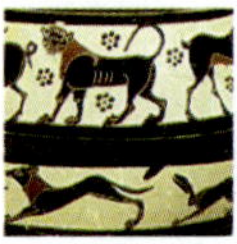

In den Homerischen Epen

Die Erwähnungen der Olive und des Öls in beiden Homerischen Epen zeigen einerseits ihre Verbreitung in der konkreten Epoche und geben andererseits deutliche Informationen bezüglich ihrer Verwendung im Alltagsleben. Von großer Bedeutung ist die Unterscheidung zwischen dem wilden und dem gezüchteten Ölbaum, eine Tatsache, die auf den unterschiedlichen Verwendungszweck hindeutet. Besonderer Nachdruck wird der Verwendung des Öls im Bereich der Hygiene, der Kosmetik, des Kultes und der Bestattungsbräuche verliehen. So steht z.B. in der Ilias,daß Odysseus und Diomedes sich mit warmem Wasser waschen und anschließend mit Olivenöl einreiben. Aphrodite salbte mit aromatischem Olivenöl den Leichnam Hektors; Frauen rieben ihre Kleider mit Öl ein, wahrscheinlich um ihnen Glanz zu verleihen usw. Die Ausgrabungsfunde bestätigen die weitläufige Verwendung des Olivenöls besonders bei den Bestattungsbräuchen. In den Friedhöfen der „dunklen Jahrhunderte", jener also, die der Zeit, in der Homer lebte und schrieb, entsprechen, wurden nicht nur Vasen und Öle, sondern auch Oliven gefunden, diedem Toten auf seiner letzten Reise mit auf den Weg gegeben wurden.

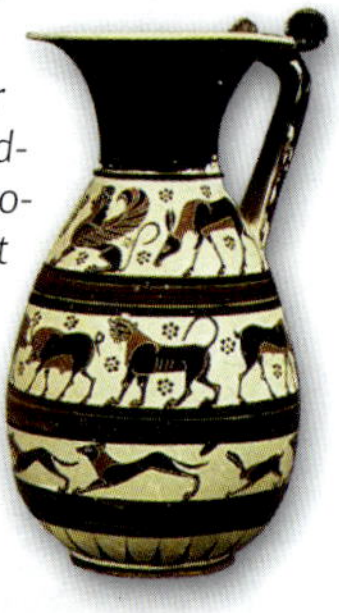

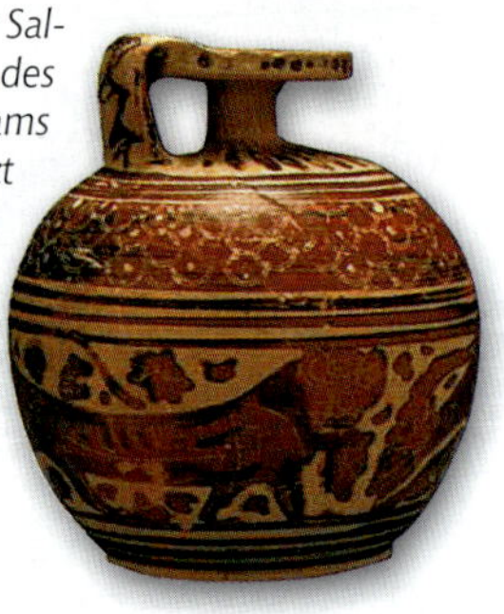

Die Aryballoi sind einer der üblichsten Vasentypen, die sich in Gräbern der geometrischen Zeitfinden. Sie enthielten aromatische Öle, mit denen man den Toten vor der Bestattung salbte. Homer beschreibt im 23. Gesang der Ilias das Rosenöl als eines der aromatischen Öle, die zur Salbung des Leichnams benutzt wurden.

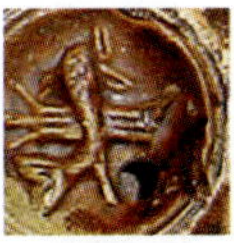

Im klassischen Altertum und der römischen Zeit

Die Mythen wie auch die Kultzeremonien, die sich um die Olive und das Öl entwickelten, zeigen die bedeutende Stellung, die der heilige Baum und seine Frucht im Altertum innehatte. Es besteht kein Zweifel, daß diese Stellung sich seit vorhistorischer Zeit auszuprägen begann und inder klassischen und römischen Zeit fortsetzt, und dadurch einen Beitrag zu dem leistet, was wir „Kultur des Ölbaums" nennen, die die kulturelle Entwicklung Kretas, aber auch des gesamten Mittelmeerraums auf allen Ebenen vorzeichnen sollte. Die antiken Griechen ließen nicht davonab, den Ölbaum als heiligen und gesegneten Baum zu betrachten und gaben ihm eine bedeutende Position in ihrer kultischen und religiösen Welt. Parallel dazu kultivierten sie die Verwendung in ihrem alltäglichen Leben. Dies zeigt sich in den literarischen Zeugnissen, den Texten der altgriechischen Schriftsteller, die ohne Scheu vom heiligen, aber auch vom praktischen Charakter der Olive sprechen. Offensichtlich ist, daß in der Antike das Wissen um Olivenanbau und -verarbeitung auf hohem Niveau angelangt war. Der Schriftsteller Theophrast gibt in seinem Buch "Über die Pflanzengeschichte" eine Menge von Informationen bezüglich des Anbauprozesses, der Pflanzung und des Schneidens. Die Ernte erfolgte auf ähnliche Art wie heute: entwederman sammelte die Oliven vom Boden auf, auf den sie nach ihrer Reifung gefallen sind, oder man schlägt sie mit Stangen vom Baum, eine Methode, die seit damals schon als gefährlich galtund eine Verletzung des Baumes verursachen konnte. Auf die Ernte folgte der Prozeß der Ölgewinnung, der im allgemeinen auf dieselbe Art wie auch heute noch erfolgte und drei Stadien umfasste: das Pürieren der Frucht, das Pressen des Breies und die Trennung des Öls vom Wasser. Das Pürieren der Früchte erfolgte in verschiedenen Typen

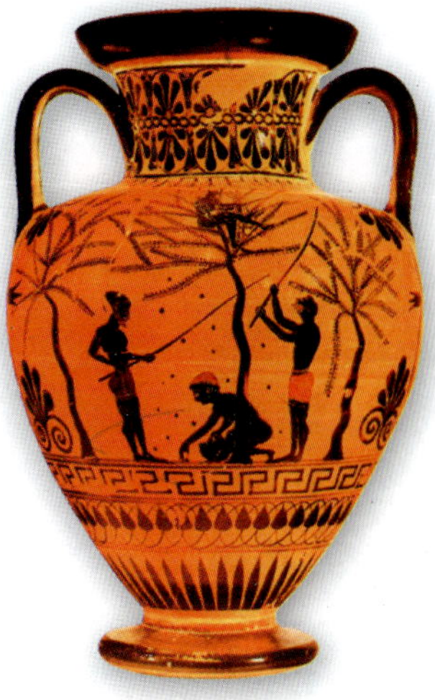

Auf dieser schwarzfigurigen Amphore im Britischen Museum ist der Prozeß der Olivenernte mitSchlagstöcken abgebildet.

von steinernen Ölpressen. Darauf folgte das Pressen des Breies. Die Pressen bestanden unabhängig von ihrem Typ aus einerOberfläche, auf der der Brei aufgetragen wurde und einer Rinne, die nach dem Pressen des Breies das Öl auffangen sollte. Schließlich blieb die Trennung des Öls vom Wasser und anderen Bestandteilen übrig. Dies geschah auf eine ganz einfache Art. Man schüttete die Flüssigkeit in ein Gefäß, und die Trennung erfolgte von alleine, da sich das Wasser mit den übrigen Bestandteilen aufgrund des höheren Gewichts auf dem Gefäßboden absetzte, während das reine Öl nachoben stieg. Wie die archäologische Forschung gezeigt hat, benutzte man in einigen Fällen fürdie Trennung Spezialgefäße mit einem Loch knapp über dem Gefäßboden, das man öffnete, bis die schweren Bestandteile abgelaufen waren, also das Wasser und der übrige Satz, und dasman schloß, wenn nur noch das reine Öl im Gefäß blieb.

Es folgte die Lagerung des Öls in großen tönernen Pithoi, die an sauberen, kühlen Orten aufgestellt wurden. Im Fall der Ölausfuhr mit Schiffen füllte man das Öl wie auch den Wein in Amphoren mit spitzem Fuß. Diese Amphoren hatten keinen flachen, sondern einen spitz auslaufendenBoden, so daß sie in spezielle Ständer gestellt sicher im Schiff transportiert werden konnten. Es ist also deutlich, daß die antike Welt nicht nur über fortgeschrittene Kenntnisse des Olivenanbaus verfügte, sondern auch in der Technik der Ölgewinnung. All das geschah wahrscheinlich, da die Sicherstellung des Öls auf verschiedene Weise gewinnbringend war, und - wie bereits gesagt - seine Produktion verschiedene Allt-

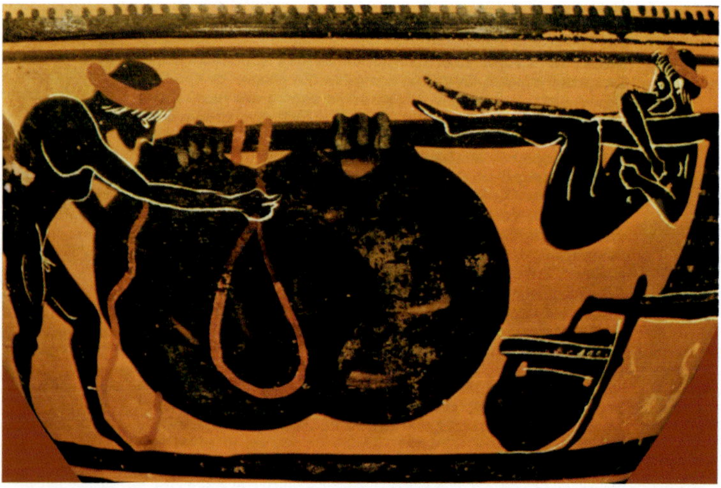

Auf dieser Vase, die sich heute in Boston befindet, ist zum ersten Mal eine Presse für Olivenbrei wiedergegeben. Zu erkennen ist die hölzerne Basis zur Aufstellung der Säcke und der Hebel, der mit Hilfe eines Gewichts, das sich in einem Sack befand, heruntergedrückt wurde.

agsprobleme löste. Zunächst bildete es eine wesentliche Zutat der Kochkunst, sicherte die Beleuchtung als Brennstoff in den Öllampen und war ein-wesentlicher Bestandteil der Parfumherstellung. Ferner war es für die Schönheitspflege, die Körperhygiene und natürlich die Medizin nötig. Die Verwendung des Öls zum Einreiben ist in klassischer und römischer Zeit weit verbreitet, wo es als wesentliches Mittel für die gute Funktion der Muskeln und für die Hygiene diente. Konkret rieben die Athleten und Aristokraten der antiken Welt ihren Körper mit Öl ein, um so für Sauberkeit zu sorgen, und zogen es anschließend mitHilfe eines speziellen metallenen Striegels, der Stlengis, wieder ab, wobei auch Schmutzteile und Schweiß mit entfernt wurden. Außer der Schönheit stellte das Öl auch Wohlbefinden und Sauberkeit und Sauberkeit sicher.

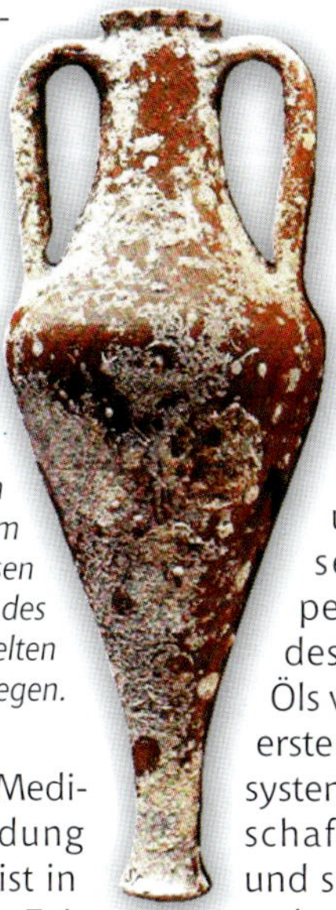

Unten spitz auslaufende Amphore. Oft entdeckt die Unterwasserarchäologie auf dem Meeresgrund Mengen solcher Amphoren, ein Beweis dafür, daß der Seehandel, die Importe und Exporte von Waren im Altertum blühten. Es handelt sich um Schiffsbrüche, die in diesen Fällen ein sehr bedeutendes Zeugnis für die entwickelten Handelsbeziehungen ablegen.

Reich sind auch die historischen Zeugnisse, die über die therapeutischen Eigenschaften des Öls sprechen. Wie oben erwähnt, lernte dem Mythos zufolge Aristaios, Sohn des Apoll und der Kyrene, von den Nymphen den Anbau des Ölbaums und beschäftigte sich selbst mit den therapeutischen Eigenschaften des Öls, in erster Linie des Öls vom wilden Ölbaum. Der erste Mensch, der sich jedoch systematisch mit diesen Eigenschaften auseinandersetzte und sie kodifizierte, war Hippokrates, der Vater der Heilkunst. In seinem Buch über Diät und Therapeutik behandelt er das Olivenöl ausführlich, indem er erwähnt, wie wichtig es für die gesunde Entwicklung des Körpers ist, während er zahlreiche Krankheiten verzeichnete, die mit Hilfe des Olivenöls geheilt werden können, u.a.

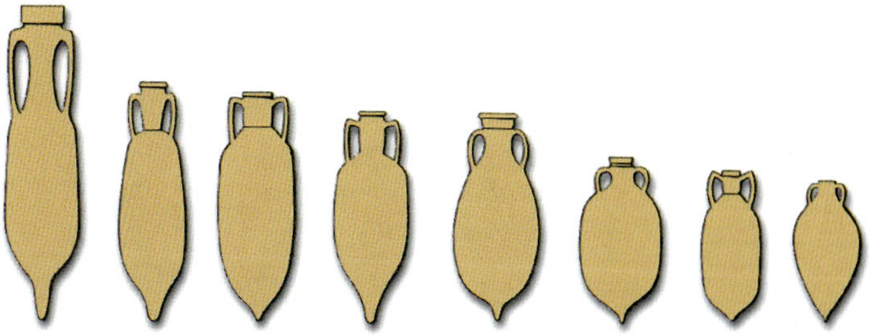

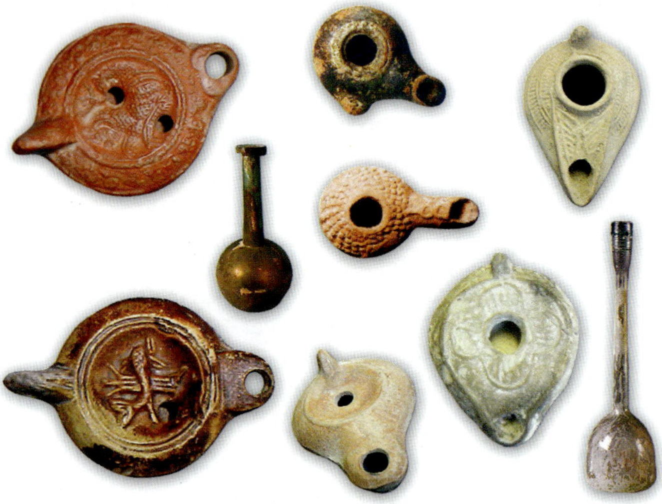

Hauterkrankungen, Fieber, Vergiftungen, Magengeschwür. Außerdem hielt er es für wohltuend in Fällen von Fehlgeburten, zur Erleichterung der Geburt und Behandlung von Wunden. Außer Hippokrates nennen auch andere antike Schriftsteller wie Plutarch und Aelianus die therapeutischen Eigenschaften des Öls bei der Heilung verschiedener Leiden, nicht nur der Menschen, sondern auch der Tiere.

Zahlreiche Öllampen und Duftbehälter, die bei Ausgrabungen zu Tage kommen, bezeugen dieverbreitete Verwendung des Öls und die Notwendigkeit der Entwicklung einer Kultur auf allen Ebenen, von der praktischen bis hin zur feinsten.

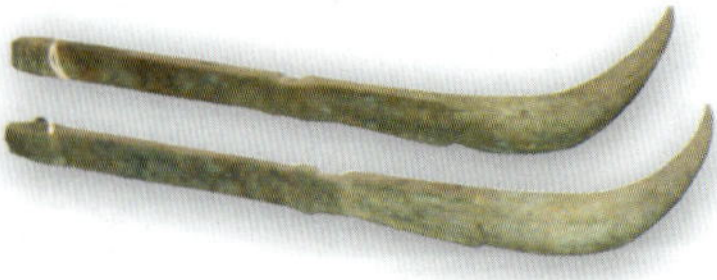

"Stlengis" aus römischer Zeit. Das für die Athleten nötige Werkzeug der antiken griechischen und römischen Welt. Der vorliegende Striegel wurde als Grabbeigabe eines Mannes gefunden, eine Tatsache, die darauf hinweist, daß die betreffende Person wahrscheinlich besondere athletische Leistungen erbracht hatte.

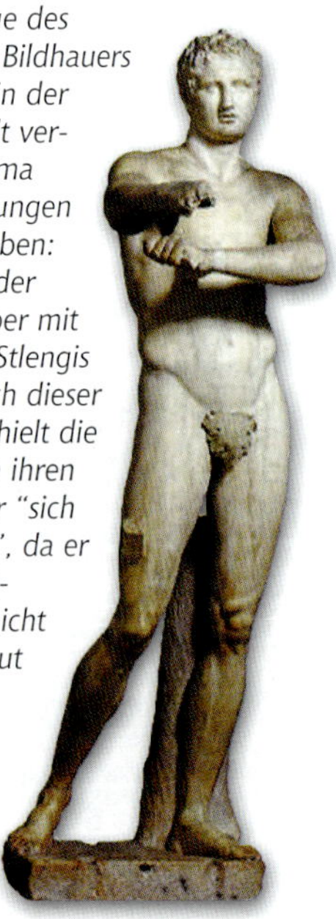

In der Statue des berühmten Bildhauers Lysipp ist ein der antiken Welt vertrautes Thema äußerst gelungen wiedergegeben: Ein Athlet, der seinen Körper mit Hilfe einer Stlengis reinigt. Nach dieser Tätigkeit erhielt die Statue auch ihren Namen: der "sich Schabende", da er die Öl- und-Schmutzschicht von der Haut abzieht.

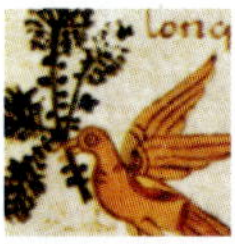

Byzantinische und neuere Zeit

Die Anwendung und in erster Linie Aufzeichnung von Heilpraktiken in der Antike, die auf demOlivenöl beruhten, leisteten einen Beitrag zu ihrer Weitergabe und ununterbrochenen Verwendung auch in der byzantinischen Zeit, in der verstärkt noch religiöse und kultische Elemente hinzukamen, die mit dem Ölbaum und dem Öl in unmittelbarer Verbindung standen und so dem heiligen Charakter, den sie in der Antike hatten, Fortsetzung schenkten. Die Olivenproduktion setzt sich unaufhörlich fort, vor allem mit dem Ziel der Versorgung Konstantinopels, dessen religiöse, soziale und alltägliche Bedürfnisse übermäßig groß waren. Eindrucksvoll sind einige Berichte, vor allem fremder

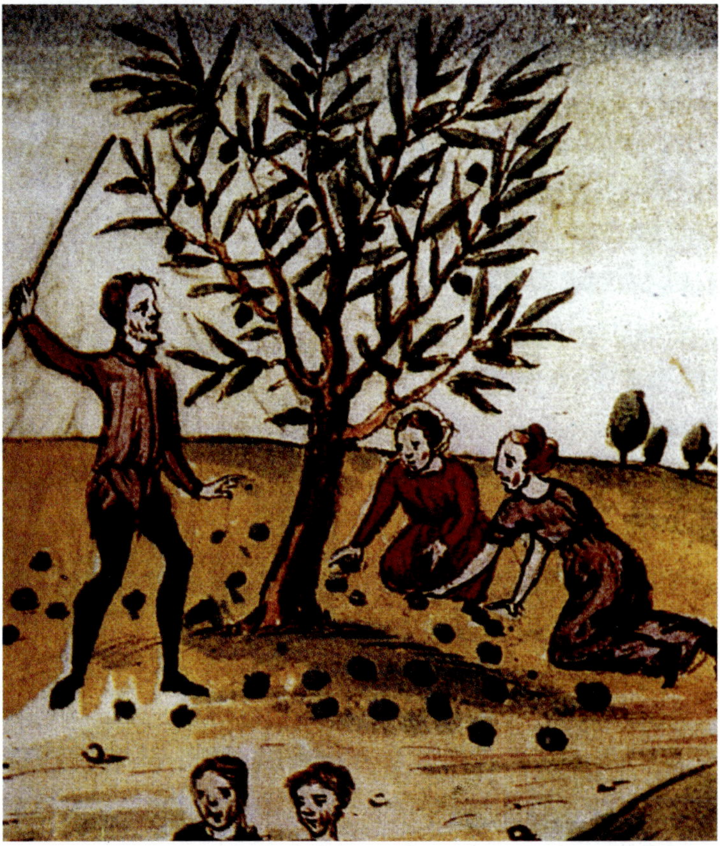

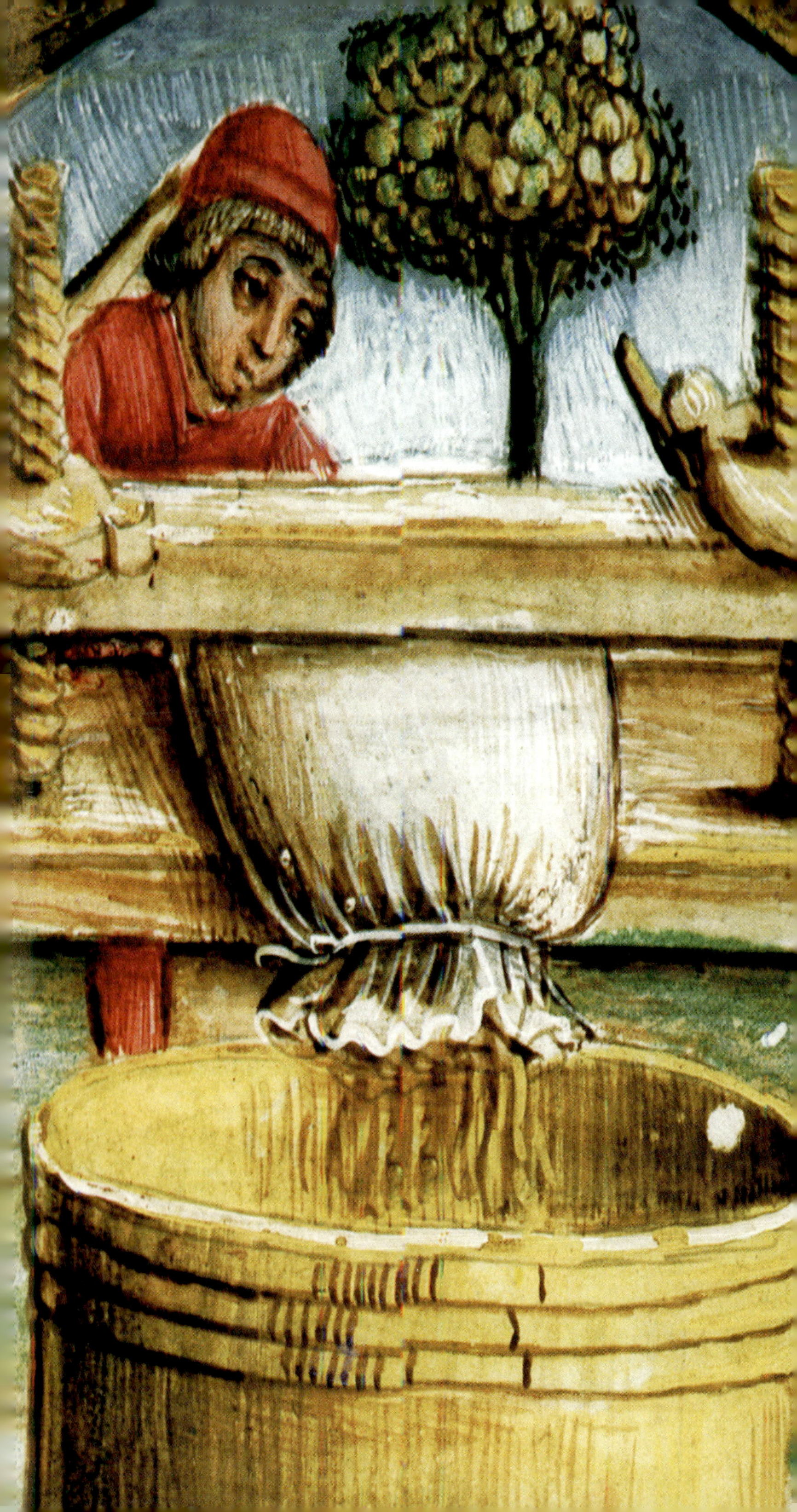

Reisender, bezüglich der beschränkten Ölproduktion in Kreta, einem derhauptsächlichen Ölproduzenten Griechenlands. In der Tat legten die Venezianer, wie auch aus anderen Quellen des 13. und 14.Jh. hervorgeht, wenig Wert auf die Ölproduktion, da sie demWeinanbau Vorrang gaben, dem berühmten Malvazia - Wein, der einen riesigen Ruf erwarb, der weit über die engen Grenzen der Insel hinausging. Später jedoch, im 16.Jh. bildete die steigende Seifenproduktion den Anlaß, die Ölproduktion wieder zu erhöhen, mit dem Ergebnis, daßsich bis zum Ende des 17.Jh. die Produktion auf Oliven und Öl konzentrierte und den Wein- und Getreideanbau vernachlässigte. Kreta wurde in der Zwischenzeit zu einem riesigen Olivenhain, der die Bewunderung der Reisenden auf

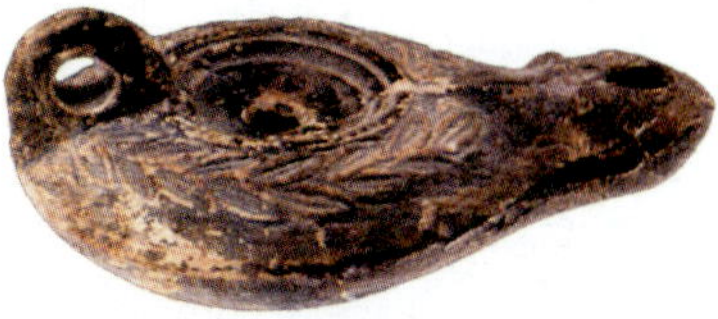

Öllampe aus byzantinischer Zeit mit einem Olivenzweig als Reliefschmuck.

sich zieht, wie z.B. des Franzosen Pitton de Tournefort, der die Insel 1669 besuchte. Während der Türkenherrschaft setzte sich die Ölproduktion trotz aller Zerstörungen und Plünderungen fort. Derjenige aber, der der Ölproduktion Kretas zuwahrem Aufschub verhalf, war der Verwalter Ägyptens Mohammed Ali, der 1822 in Chania landete. Seine Gesetzgebung umfasste strenge Maßnahmen zum Schutz des Baumes und zur Steigerung der Produktion, so daß die Deckung der Bedürfnisse des ägyptischen Heeres möglichwar.

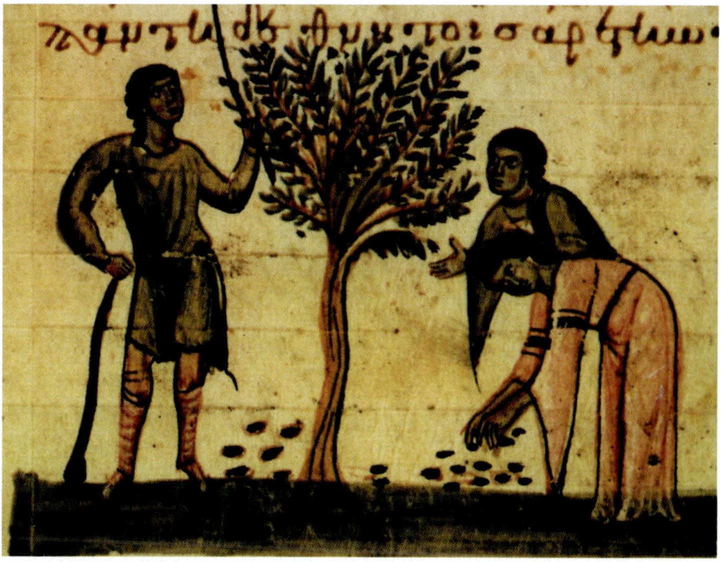

Die Ernteprozedur blieb von der byzantinischen Zeit bis in unsere Tage fast dieselbe.

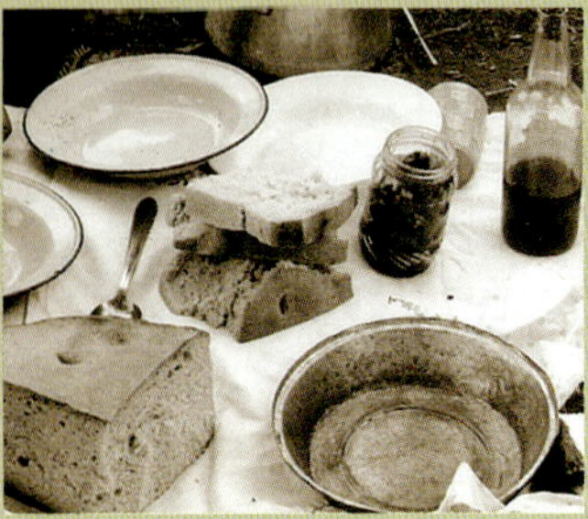

Öl, Oliven, Brot und Wein waren genug, um einen vollständigen traditionellen Tisch zu decken.

VOLKSBRÄUCHE & TRADITIONEN

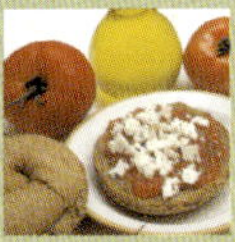

Ernährung

Zweifellos ist die Ernährung als das erste Bedürfnis, das die Olive und das Öl mit ihren wohltuenden Ergebnissen für die richtige Entwicklung des Körpers und die gute Gesundheit des Organismus befriedigten und weiter befriedigen, die Ursache dafür, daß sie als heilig betrachtet wurden, aber auch untrennbar mit der Volkstradition, den Bräuchen und dem Glauben verbundensind. Ursprünglich handelte es sich also um notwendige Nahrungsmittel in den Gebieten, wo sie gediehen, also fast ausschließlich ländlichen, um schließlich die Grundlage einer treu überlieferten und erprobten Küche zu werden. In der griechischen und besonders in der kretischen Küche wird reichlich Öl verwendet, nicht nur weil es in Mengen vorhanden ist, sondern hauptsächlich wegen seiner wohltuenden Wirkung auf die Gesundheit. Das Olivenöl bildet nicht nur für die Rezepte der alltäglichen Küche die Grundlage, sondern auch für jene der besonderen Tage,der religiösen Feste und Feiern. So sind z.B. an den religiösen Fasttagen, wenn der Verzehr von Fleisch und Öl verboten ist, Oliven erlaubt. Dies ist ein weiterer Grund dafür, warum die Oliven einen wesentlichen Bestandteil der griechischen und besonders der kretischen Ernährung-bilden und in keinem traditionellen Haushalt fehlen. Die Hausfrauen bemühen sich darum, Oliven jeder Art zu bereiten: mit einem Stein angeschla-

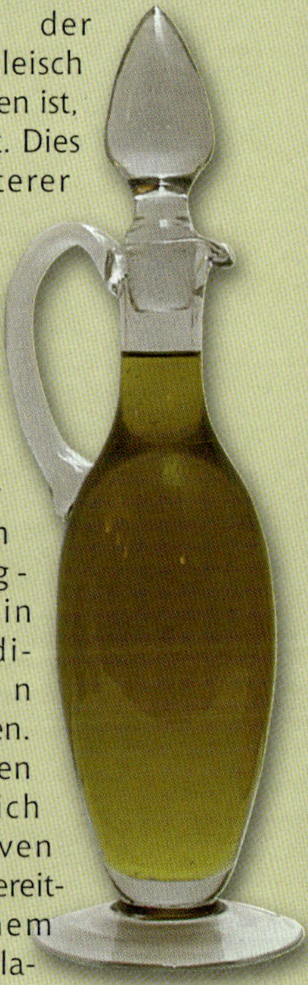

gene grüne, geritzte, in Essig eingelegte, gesalzene usw., mit den sie täglich das Essen abrunden. In der traditionellen Küche kommen der Olive und dem Öl zahlreiche verschiedene Verwendungsarten zu. Das Öl stellt die Konservierung von Fleisch, Käse, Oliven und Gemüse sicher. Die Produkte werden in mit Öl gefüllte Gefäße gelegt und in der Folge hermetisch verschlossen. Das Öl konserviert sie, genau wie in anderen Fällen Salz, Essig oder Salzlauge. Auch in der Teigherstellung, der aufgrund seiner Verbindung mit dem Brot und dem Leib (Christi) einen heiligen Charakter hat, spielt das Öl eine zentrale Rolle, da es in Kombination mit Mehl und Wasser ein weiteres segensreiches Produkt ergibt. Außerdem gelten im Christentum drei Produkte als besonders gesegnet: Öl, Wein und Brot. Aber auch beim

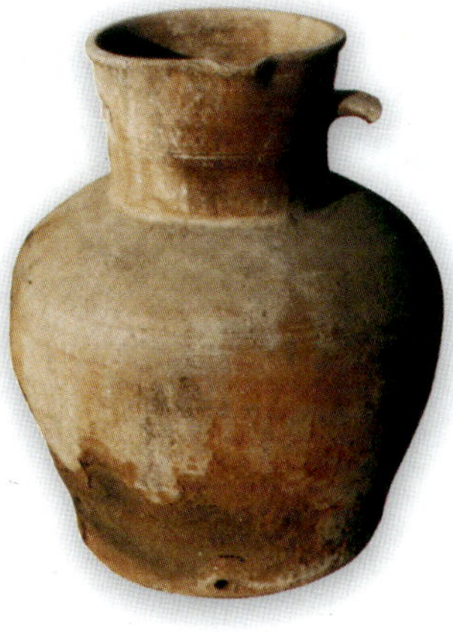

Das "Mistato" war ein spezielles Gefäß, das als Maß für das Öl diente und genau 12,5 kg fasste.

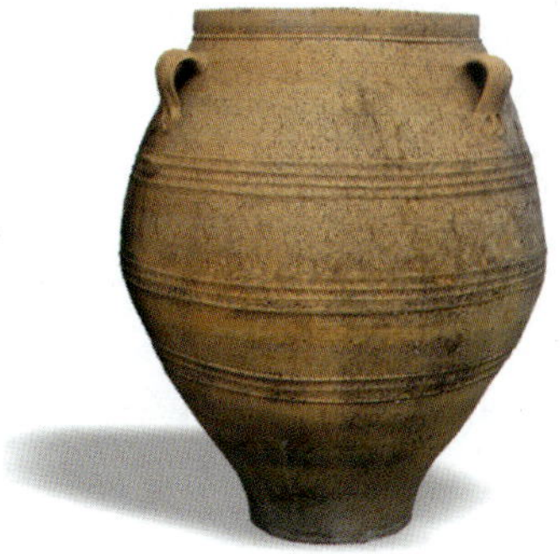

Die erste Besorgung jedes Haushalts war die Sicherstellung des Öls fürs Jahr, das in großen Ton - Pithoi gelagert wurde.

Kochen von Hülsenfrüchten, Getreideprodukten und Gemüse ist es eine nötigeZutat. Mit Öl, Wasser, Tomaten und wenigen Gewürzen sind die berühmten Ölgerichte der griechischen Küche fertig, gesund und schmackhaft. Üblich ist auch der Genuß rohen Olivenöls, mit dem Salate, Gemüse und Fische übergießt, oder das viele pur mit Brot oder Zwieback zu sich nehmen. So läßt sich der große Olivenölkonsum in Griechenland erklären, der gut und gerne 20 kg pro Person im Jahr beträgt. In Kreta ist der Konsum besonders hoch und kann sogar 27 kg pro Person erreichen.

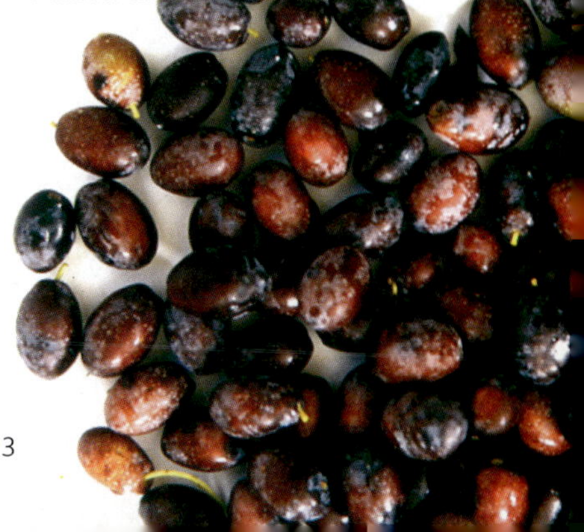

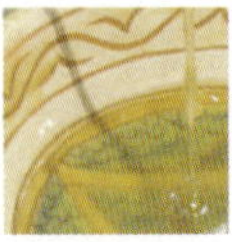

Olivenöl: Grundlage der Gesundheit und Schönheit

Das Öl hörte zu keinem Zeitpunkt auf, als Grundlage der Gesundheit, des Wohlbefindens, der richtigen Entwicklung und der Schönheit betrachtet zu werden. Die "Rezepte" erhielten sich durch die Schriften der praktischen Ärzte, aber auch von Mund zu Mund und schenkten ganzen Generationen, die bis heute fromm die Traditionen bewahren und ihren Kindern weitergeben, Erholung und Wohlbefinden. In der Laographie bildet das Olivenöl folglich ein sehr großes Kapitel, in dem, wie schon im Altertum, die therapeutischen und kosmetischen Eigenschaften besonders hervorgehoben werden. Natürlich blühten diese Praktiken besonders in ölproduzierendenGebieten wie Kreta, der Peloponnes, Mittelgriechenland und Mytilene. Das Olivenöl wurde immer als notwendig zum Einreiben in Fällen von Muskelschmerzen, Gelenkschmerzen und rheumatischen Leiden betrachtet. Außerdem herrschte und herrscht immer noch die Auffassung, für die gesunde Entwicklung der Knochen und Muskel eines Säuglings sei wichtig, ihn gleich nachder Geburt mit zusammen mit Salbeiblättern gekochtem Olivenöl einzureiben. Ferner reibt man in den ersten Tagen den Kopf des Neugeborenen mit Öl ein, um den bei Neugeborenen üblichen Hautkrankheiten vorzubeugen oder sie zu heilen. Das Trinken rohen Olivenöls gilt auch heute noch als außerordentlich nützlich bei Gallenleiden, Magengeschwür oder Stuhlgangproblemen. Außer dem Öl werden auch die Oliven in den verschiedenen Phasen ihrer Reifung als Heilmittel betrachtet. So erweist sich ein Tropfen aus einer schwarzen erwärmten Oliven als

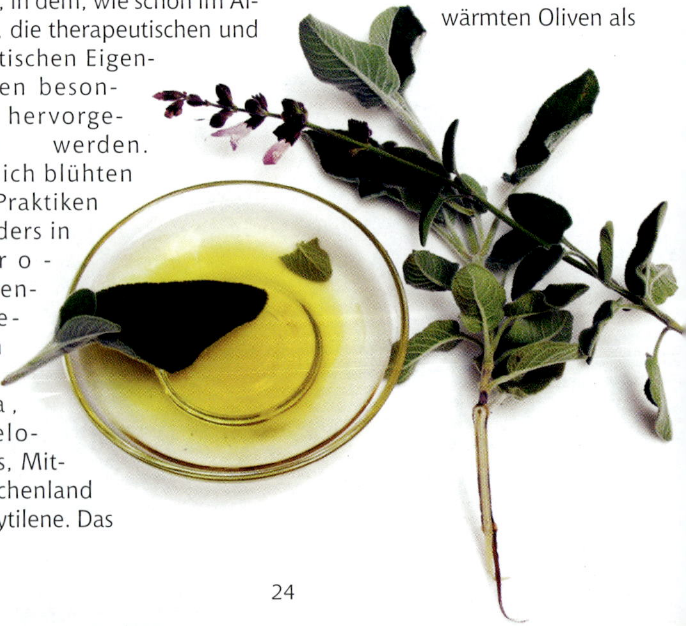

wohltuend gegen starke Ohrenschmerzen, während grüne pürierte Oliven gegen Drüsenleiden wirken sollen. Parallel zu den therapeutischen Eigenschaften des Olivenöls erkannte man schon seit dem Altertum auch die positiven Ergebnisse in der Kosmetik. Ununterbrochen von der Antikebis heute bildete es die Grundlage für Kosmetika, die mit der guten Gesundheit der Haare zu tun hatten. Das Olivenöl wirkt auch in hohem Alter noch wohltuend auf die Haare, wo eine Massage der Haarwurzeln mit in Öl getauchten Fingerspitzen empfohlen wird. Auf diese Art lässt sich der Haarausfall vermeiden, während die Haare gleichzeitig auch Glanz und Gesundheit erhalten. Oft und je nach Notwendigkeit wird es mit anderen pflanzlichen Zutaten kombiniert, umdas bestmögliche Ergebnis zu erzielen. So wird das Öl zur Bewahrung schöner schwarzer Haarfarbe mit Blättern oder Wurzeln des Nussbaums kombiniert, was die Haare gleichzeitig stärkt, glänzend und leichter kämmbar macht. Das Öl ist ferner die Grundlage für die Herstellung vonSalben gegen trockene und entfeuchtete Haut.

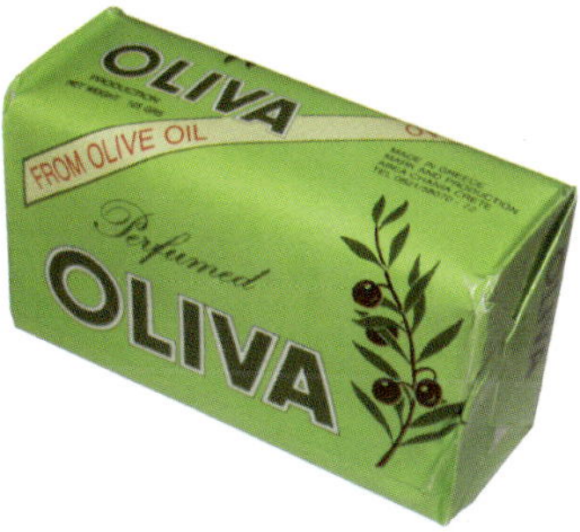

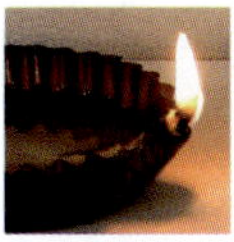

Beleuchtung Heizung

Der Ölbaum und das Olivenöl sind seit vorhistorischer Zeit mit der Heizung und Beleuchtung verbunden. Mit dem Holz feuerte men den Herd und mit dem Öl sicherte man sich das Licht fürnächtliche Arbeiten. Das Öl versorgte die Lampe, die einen oder mehrere Dochte hatte, je nach Lichtbedarf. Das Öl stellte also die Beleuchtung sicher und ermöglichte die nächtliche Arbeit,aber auch eine Festigung der familiären und gesellschaftlichen Bindungen nach Einbruch der Dunkelheit, wenn Feierabend war und sich alle um den Tisch mit der Öllampe versammelten, um sich zu unterhalten, Geschichten zu erzählen und sich auszuruhen. Außer dem Holz und dem Öl begann nach 1950 auch der Olivenstein Anwendung zu finden, der

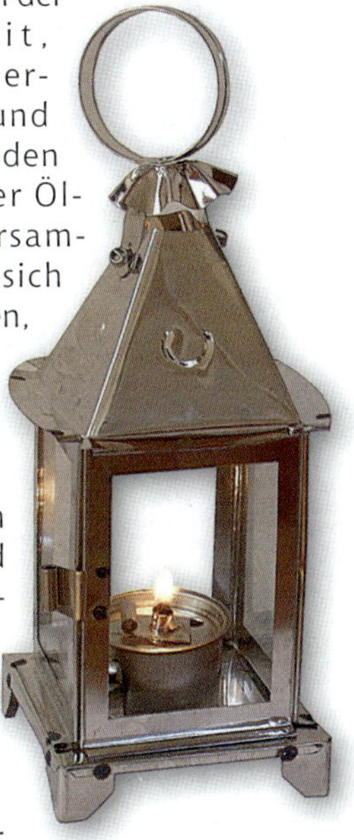

bei der Ölgewinnung übrigbleibt und ebenfalls als Brennstoff dient. Schließlich erlangte die Verwendung des Olivenöls als Lampenöl symbolische Bedeutung undwurde in der christlichen Religion in Gestalt des Kantyli benutzt, das in Kirchen wie zu Hause vor Ikonen brennt. Es besteht der Brauch, die Kantylia mit dem erstgewonnen Öl anzuzünden, als Dank an Gott, der die Ernte gesegnet hat und den Erzeugern die nötige Kraft und Gesundheit geschenkt hat, den Prozeß der Ernte und Gewinnung der gesegneten Frucht über die Runden zu bringen.

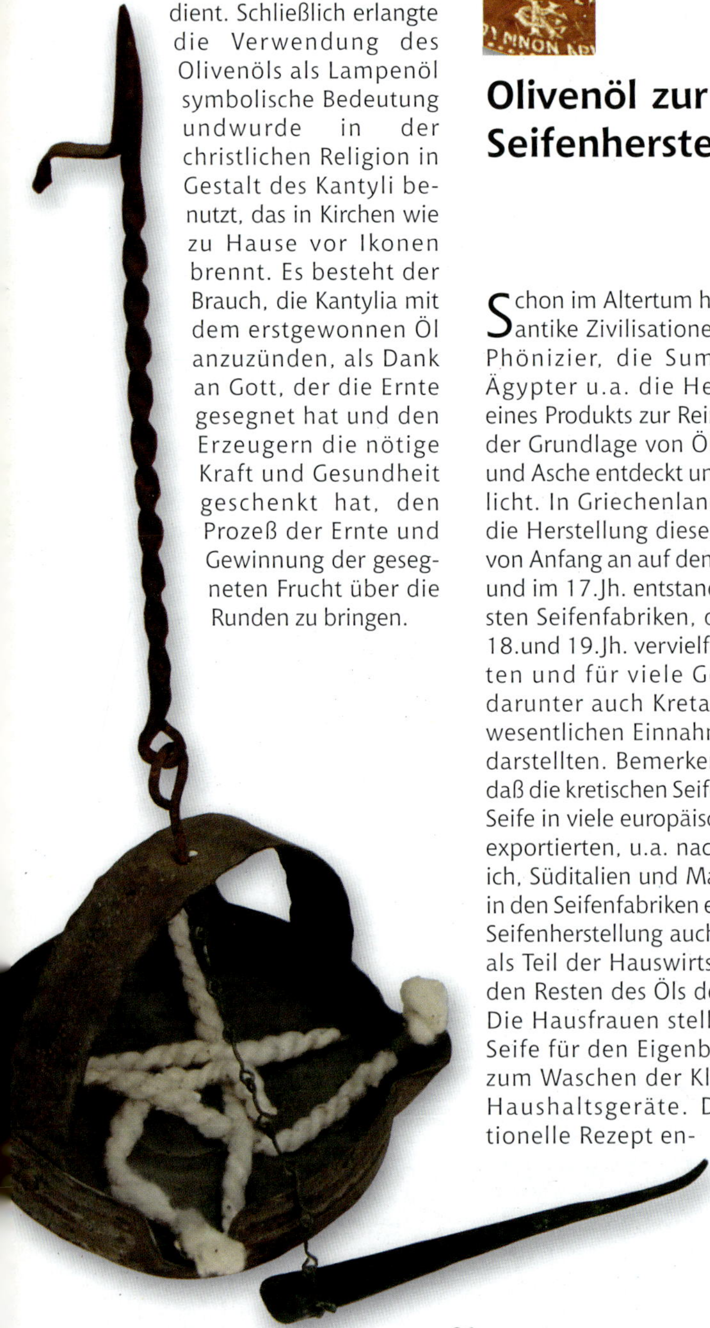

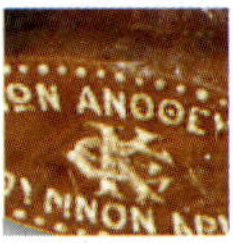

Olivenöl zur Seifenherstellung

Schon im Altertum hatten viele antike Zivilisationen, wie die Phönizier, die Sumerer, die Ägypter u.a. die Herstellung eines Produkts zur Reinigung auf der Grundlage von Öl oder Fett und Asche entdeckt und verwirklicht. In Griechenland basierte die Herstellung dieses Produkts von Anfang an auf dem Olivenöl, und im 17.Jh. entstanden die ersten Seifenfabriken, die sich im 18.und 19.Jh. vervielfachen sollten und für viele Gegenden, darunter auch Kreta, eine der wesentlichen Einnahmequellen darstellten. Bemerkenswert ist, daß die kretischen Seifenfabriken Seife in viele europäische Länder exportierten, u.a. nach Frankreich, Süditalien und Malta. Außer in den Seifenfabriken erfolgte die Seifenherstellung auch zu Hause als Teil der Hauswirtschaft aus den Resten des Öls der Familie. Die Hausfrauen stellten selbst Seife für den Eigenbedarf her, zum Waschen der Kleider und Haushaltsgeräte. Das traditionelle Rezept enthält Olivenöl, Wasser und Pottasche in bestimmten Analogien. Die häusliche Seifenherstellung war ein Prozeß, der von Generation zu Generation weitergegeben wurde und zweifellos einen unabtrennbaren Teil der Tradition darstellte, und insbesondere der Bräuche, die mit dem Alltagsleben und dem Haushalt, den jede Mutter ihrer Tochter zu vermitteln verpflichtet war, damit auch jene die Voraussetzung hatte, später einen eigenen Haushalt zu führen, zu tun hatten.

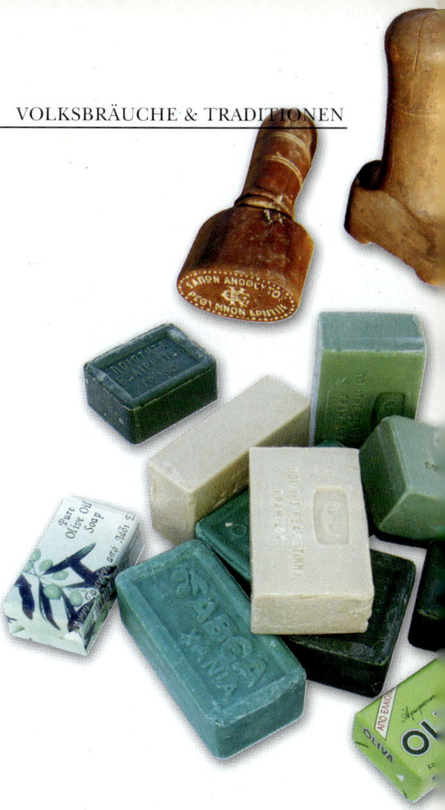

Selbstgemachte Seife mit Olivenoel (Alte Rezept)

Zutaten

3 OKA Oel*
1 OKA Pottasche
2 OKA Wasser

Durchfuehrung

In einem grossen Kochtopf mischt man die Pottasche mit Wasser und man stellt ihn auf die Feuer. Sobald sich die Mischung aufwaermt, und bevor sie anfaengt zu kochen, fuegt man das Oel langsam hinzu, so dass es nicht ueberlaeuft und man ruehrt es staendig mit einer Holzloeffel. Wenn die Mischung anfaengt einzudicken und die Form von einer Crem zu bekommen, beginnt die Seife sich zu unterscheiden, indem sie auf die Oberflaeche kommt und das Wasser auf den Boden des Kochtopfes laesst. Bringen sie den Kochtopf aus der Feuer herunter und unterscheiden sie die Seife von das Wasser mit einem Sieb oder mit Hilfe einer Schaumloeffel. Man stellt sie auf einer Form und nachdem sie eindickt, steckt man sie gesondert in kleinen Platten und lasst sie trocknen.

*1 OKA =1280gr

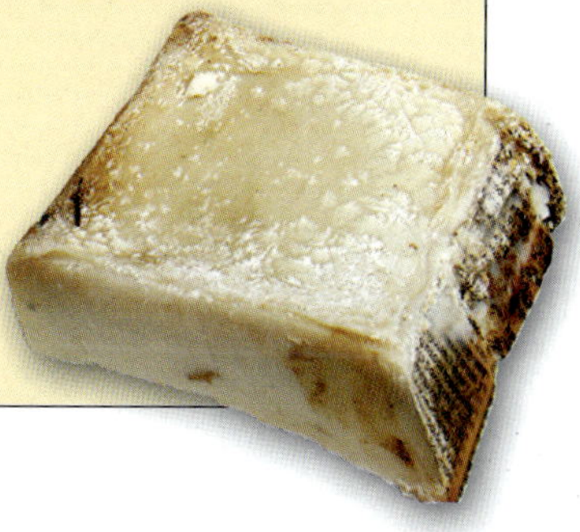

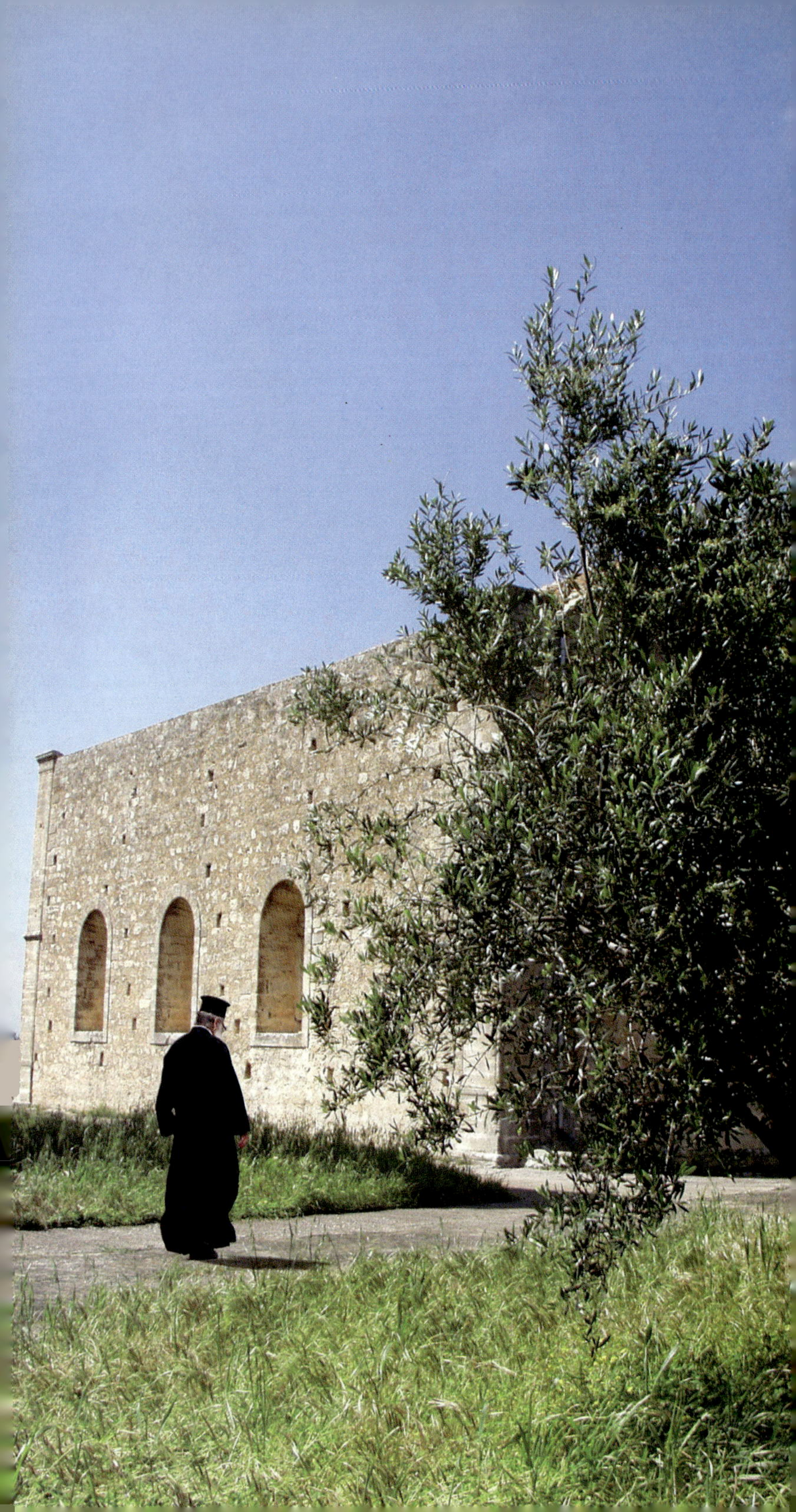

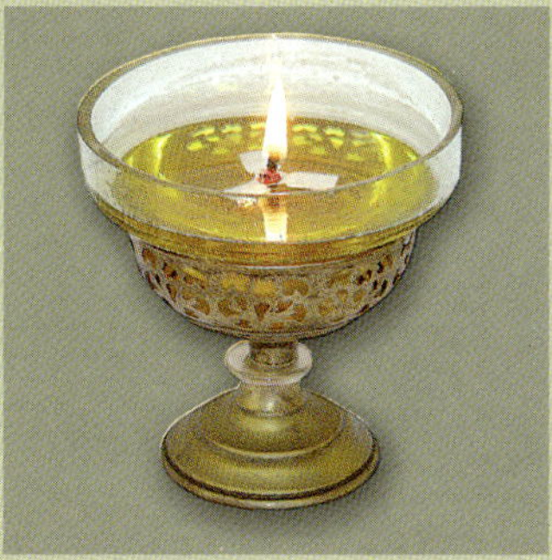

OLIVE & ÖL HEILIGE SYMBOLE

Über die praktischen Eigenschaften des Öls hinaus, wie sie in den Mythen, den historischen und laographischen Zeugnissen auftauchen, hat das Öl, wie bereits erwähnt, auch einen heiligenCharakter erworben, eine Tatsache, die zum Großteil auf seine wohltuenden Eigenschaften impraktischen Gebrauch zurückzuführen ist.

Bereits in minoischer Zeit hatten das Öl und der Ölbaum, wie die Ikonographie zeigt, eine wichtige Position und fehlten nur selten bei religiösen Zeremonien, was in großem Maße durch die Bedeutung der konkreten Produkte in der Ernährung und Wirtschaft zu begründen ist. Aber auch der Ölbaum selbst, ewig lebend, ständig fruchtbringend und immer jugendlich, provozierte die Ehrfucht und Bewunderung der Menschen, die nicht anders konnten als ihm Heiligkeit zuzusprechen. Auch die antike griechische Welt hörte nie auf, den Ölbaum als heilig zu betrachten,wie aus seiner Verbindung mit der Göttin Athene hervorgeht. Einen weiteren Hinweis darauf bilden die Ölbäume, die in Hainen oft um Tempel herum gepflanzt wurden. Mit dem Öl rieben dieantiken Menschen ihre Körper ein, im Glauben, so den Schutz der Götter auf sich zu ziehen. Außerdem benutzte man das Öl bei Opfern, mit denen man den Göttern seinen Dank erweisen wollte oder um deren Gunst ersuchte. Auch in den Bestattungsbräuchen spielte das Öl eine

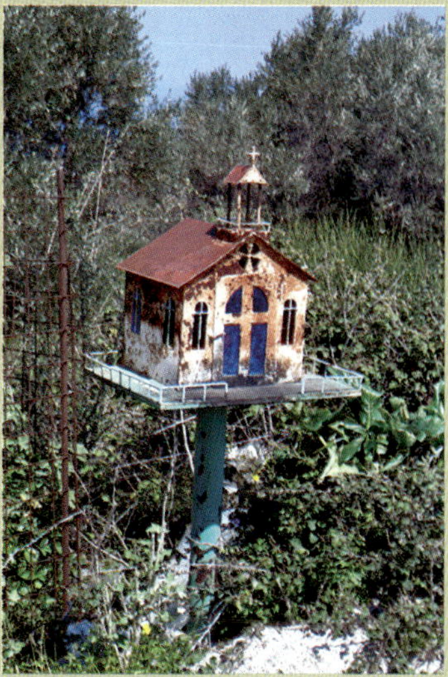

In den Ikonostasen, den man oft auf Kretas Straßen begegnet, gibt es immer ein Kantyli, das als Symbol der unsterblichen Seele des Menschen, der an dieser Stelle sein Leben verloren hat,brennen muß.

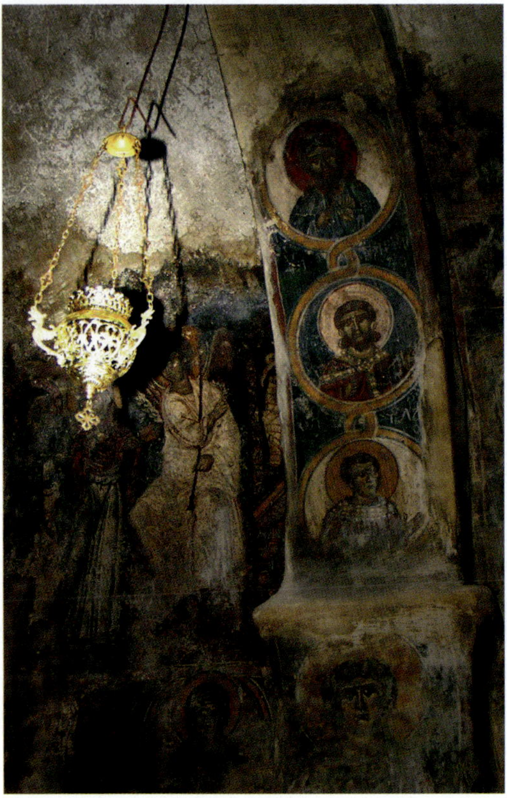

Nach der religiösen Überlieferung muß in jedem Haus ständig ein Kantyli vor der Ikone der Muttergottes brennen. Außerdem ist das Öl des Kantyli göttlich und heilsam, und in Kreta reiben sich häufig Kranke damit ein, wobei sie sich gleichzeitig bekreuzigen. Außer den Kranken bekreuzigen auch Mütter ihre Kinder, nachdem sie zuvor ihre Finger in das Öl des Kantyli getaucht haben. Für das Kantyli zu Hause oder in der Kirche spenden die Bauern das erste Öl ihrer Produktion, als Dank an Gott für die gute Ernte.

wichtige Rolle. Außer der Salbung des Körpers des Toten füllte man auch Mengen von Öllampen,die man als Grabbeigabe benutzte, auf daß sie dem Toten Licht spenden. Oft gehören auch Oliven zu den Totengaben, während es den Brauch der Aufbahrung auf Olivenblättern des heiligen Ölbaums gab. Die Verbindung des Baumes mit dem Tod ergibt sich aus seiner Gestalt undseinen Eigenschaften: ewig lebend, immergrün, mit altem, fast vertrocknetem Stamm, aus dem neues Leben wächst, grüne und lebendige Triebe. Mit anderen symbolisierte und symbolisiert der Ölbaum den Glauben an das Leben nach dem Tod: daß der Tod also kein Verschwinden ist, sondern ein Neubeginn, Hoffnung auf Auferstehung, Wiedergeburt und Sicherstellung der Ewigkeit. Die Beziehung des Ölbaums zur Wiedergeburt und der Auferstehung lebt auch in christlicher Zeit fort, in der Olivenzweige und -blätter weiterhin notwendige Begleitelemente des Toten sind. Außerdem werden Ölbäume häufig neben Gräbern gepflanzt, als Symbol für die Gewissheit des ewigen Lebens des Verstorbenen und die Unsterblichkeit der Seele durch das Licht,das er mit dem Öl desselben Baumes anzünden wird. Auch heute noch werden bezüglich derBeerdigung die Traditionen und Bräuche unversehrt

beibehalten: man salbt den Körper des Toten mit Wein und Öl, man legt Olivenzweige und schüttet Öl aus dem Kantyli in den Sarg undzündet schließlich ein Kantyli mit Öl am Grab an und sorgt dafür, daß es nicht löscht.
Allgemein verbindet sich in der Welt der Orthodoxie die Heiligkeit des Olivenöls ohne Zweifelmit der Tatsache, daß es die Voraussetzung für die Aufbewahrung des ewigen und Göttlichen Lichtes in der Flamme des Kantyli bildet. Andererseits besteht das Heilige Myron, die Grundlage für das Sakrament der Salbung, hauptsächlich aus Olivenöl in Kombination mit anderen aromatischen Ölen. Es wird während der Großen Woche in einer ganzen Zeremonie hergestellt, die ihren Höhepunkt am Großen Mittwoch erreicht, wo die Gläubigen in die Kirche kommen, um sich ölen zu lassen. Das Heilige Myron gibt es immer im Altarraum der Kirchen und wird in einemspeziellen Gefäß aufbewahrt, das man Myrodochio nennt.

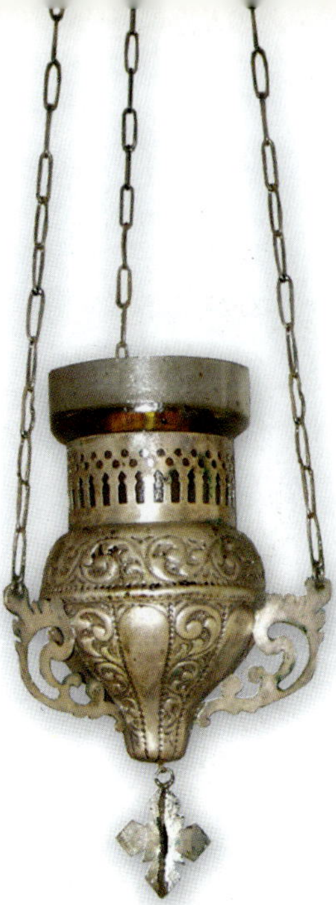

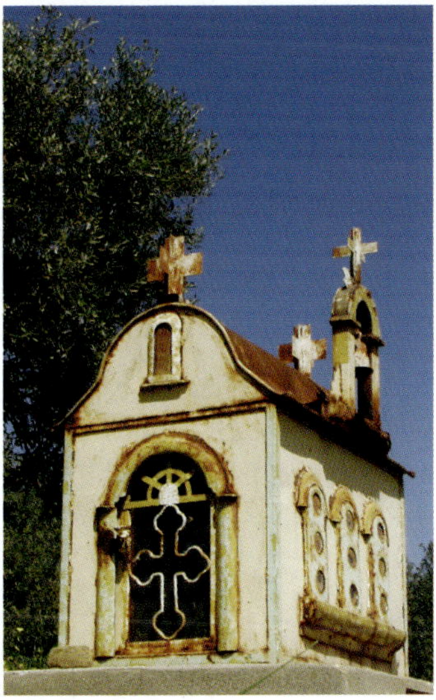

Die Zeremonie der Ölung, des Auftragens von Heiligem Myron, ist einer der wesentlichen Teiledes Sakraments der Salbung, also im Rahmen der Taufe, die die Eingliederung des Menschen in die Welt der Orthodoxie versinnbildlicht. Bei der Taufe wird der Täufling durch den Segen Gottes und die Gnadengabe des Heiligen Geistes bereichert.

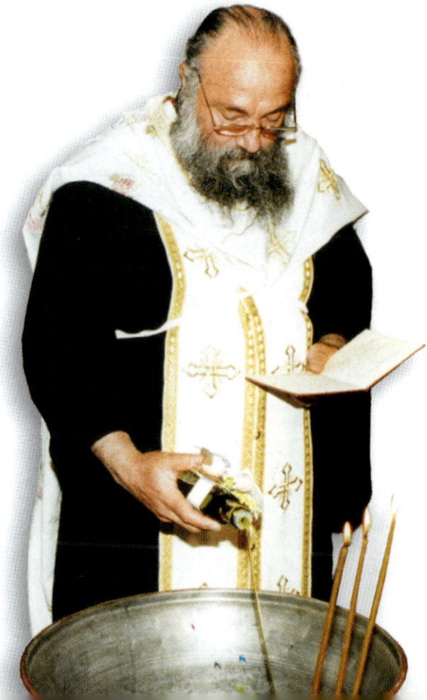

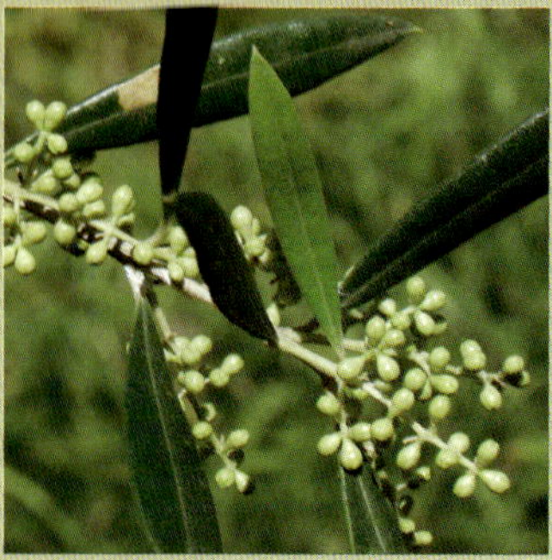

OLIVENÖL DAS GEHEIMNIS DES LEBENS

Die bedeutende Funktion, die das Olivenöl in den Mythen und der Tradition unserer Heimat innehat, beweist seine unbezweifelte Wichtigkeit und Notwendigkeit in der alltäglichen Ernährung. Zweifellos führte die Feststellung der Vergangenheit, daß seine Bestandteile und chemischeZusammensetzung die Grundlage für eine gute Gesundheit sind, dazu, daß das Öl selbst wie auch der Baum, aus dem es hervorgeht, zu Symbolen der Ehre, des Wohlstands, des Wohlbefindens, der Reinheit und Heiligung wurden.

In der Vergangenheit, aber auch heute aufgrund der Tendenz und des Bedürfnisses des Menschen zur Rückkehr zu natürlichen Ernährungsformen, gilt das Öl als Quelle guten und gesunden Lebens und zählt zu den zehn für den Menschen nützlichsten Lebensmitteln. Das wurde aufs deutlichste durch die berühmte Untersuchung der sieben Länder bewiesen, die in den 50er und 60er Jahren durchgeführt wurde und die epidemiologischen Vergleiche zwischen sieben Gebieten betraf. Aus den Vergleichen (Kreta, USA, Japan, Süditalien, Dalmatien, Kerkyra und Holland) wurde ersichtlich, daß im Mittelmeerraum die Sterblichkeit viel geringer war als anderswound ebenso die Krebserkrankungen viel weniger. Dieser bemerkenswerte Unterschied wurde auf den Unterschied in den Ernährungsgewohnheiten zurückgeführt, die sich im Mittelmeerraum hauptsächlich auf Olivenöl, Gemüse, Obst, Hülsenfrüchte und Getreideprodukte stützt, und seit damals gilt die Mittelmeerdiät als vorbildliches Modell gesunder Ernährung. Was die Mittelmeerdiät von den übrigen unterscheidet, ist der große Konsum von Olivenöl und findet sich folglich in den Bestandteilen des Olivenöls und hauptsächlich in der Olivenöl - Säure, die eine einfach ungesättigte Fettsäure ist und in einer Analogie von bis zu 83% enthalten ist. Außer den Fettstoffen, zu denen noch die linolische und linolenische Säure gehören, enthält das Olivenöl Vitamine E (3-30 mg), Provitamin A (Karotin), Met-

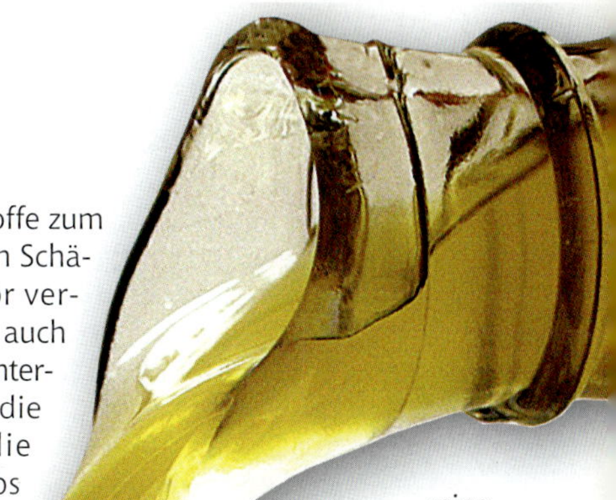

alle u.a., die als Antioxydationsstoffe zum Schutzder Zelle vor verschiedenen Schäden und folglich zum Schutz vor verschiedenen Krankheiten,darunter auch dem Krebs, dienen. Nach neuen Untersuchungen vermindern Frauen, die Olivenöl konsumieren, die Wahrscheinlichkeit an Brustkrebs oder Krebs der Eierstöcke zu erkranken um 25 %. So lässt sich auch das verminderte Auftreten dieser Leiden im Mittelmeerraum imVergleich zu weniger ölproduzierenden Ländern erklären. Dasselbe gilt auch für Magen-, Prostata- und Dickdarmkrebs, die eng mit den Ernährungsgewohnheiten verbunden sind.

Außer gegen Krebs trägt das Öl auch zur Vorbeugung von Herzkrankheiten bei. So lässt sich ein weiteres Mal die Überlegenheit der Bewohner des Mittelmeerraums erklären, die durch den Ölkonsum in Kombination mit ihren übrigen Ernährungsgewohnheiten, die Milchprodukte, Obst,Gemüse und Hülsenfrüchte umfassen, fertiggebracht haben, sich vor Herzerkrankungen besser zu schützen als andere Völker. Besonders für Kreta ist nachgewiesen, daß die Sterberate anHerzkranzgefäßerkrankungen aufgrund des Olivenölkonsums außerordentlich begrenzt ist.

Besonders wohltuend wirkt das Öl auch auf den Magen - Darm - Trakt, da es leicht absorbiert wird und gleichzeitig zur Verminderung der Magenflüssigkeit und zu Sättigkeitsgefühl beiträgt. Die Antioxydationsstoffe und besonders die Vitamine C und E schützen vor Magenkrebs. Der Nutzen für Personen, die an Magengeschwür leiden, ist bewiesen, nicht nur da es den Schmerz lindert, sondern auch weil es oft eine Abheilung des Geschwürs herbeiführt.

Aufgrund des Vitamins E, aber auch des Provitamins A ist das Öl geeignet zum Schutz der Haut, nicht nur vor Sonneneinstrahlung, sondern auch vor anderen Hauterkrankungen.

Ferner ist das Olivenöl hilfreich für die normale Entwicklung und den Schutz des zentralen Nervensystems, des Gehirns und des Skeletts, weshalb seine Verabreichung vor allem im Kleinkindalter, aber auch in fortgeschrittenem Alter von Nöten ist, so daß nicht nur die richtige Entwicklung des Organismus, sondern auch seine gute Erhaltung bis ins hohe Alter sichergestellt ist.

Es besteht also kein Zweifel, daß das Geheimnis der guten Gesundheit und hohen Lebenserwartung zu einem großen Teil auf den Ernährungsgewohnheiten beruht. Und die Mittelmeerdiät hat bewiesen, daß sie in dieser Richtung von außerordentlichem Nutzen ist. Der Konsum reiner, natürlicher Produkte, genau in der Form, wie die Erde sie hervorbringt, garantiert die normale und gesunde Entwicklung des Organismus. Besonders in Kreta bildet die durch die Zeiten erprobte kretische Ernährung die Basis für die hohe Lebenserwartung. Nach Aussage des französischen Professors Serge Renaud "hat sich nach 15 - jährigen Forschungen gezeigt, daß Kreta diegeringste Sterblichkeit hat...". Aber auch andere Forscher, unter ihnen der führende Ernährungsexperte Ancel Keys, wurden vom reichlichen bis übermäßigen Olivenölkonsum in Kreta beeindruckt, doch sie brauchten nicht lange um zu verstehen, daß genau dieser Konsum die Grundlage der Gesundheit auf dieser Insel bildete und immer noch bildet. Genauer gesagt beeindrucken die Daten in Bezug auf die Sterblichkeit in Industrieländern, wenn man berücksichtigt, daß inKreta die Todesfälle aufgrund von Herzgefäßerkrankungen 7 auf 100 000 und die Sterblichkeitsrate unabhängig von Ursachen 564 auf 100 000 betragen. Das bedeutet, daß Kreta die geringste Sterblichkeitsrate hat, nicht nur im Vergleich mit den sieben Ländern der Untersuchung, sondern weltweit. Das Geheimnis der Langlebigkeit der Kreter liegt ohne Zweifel in ihrer Ernährung, die seit dem fernen Altertum konstant und unverfälscht auf ihren wesentlichen Bestandteilen beruht, nämlich auf der Verwendung von Olivenöl, Hülsenfrüchten, Obst, Gemüse, Käse, Fisch, Wein und weniger Fleisch.

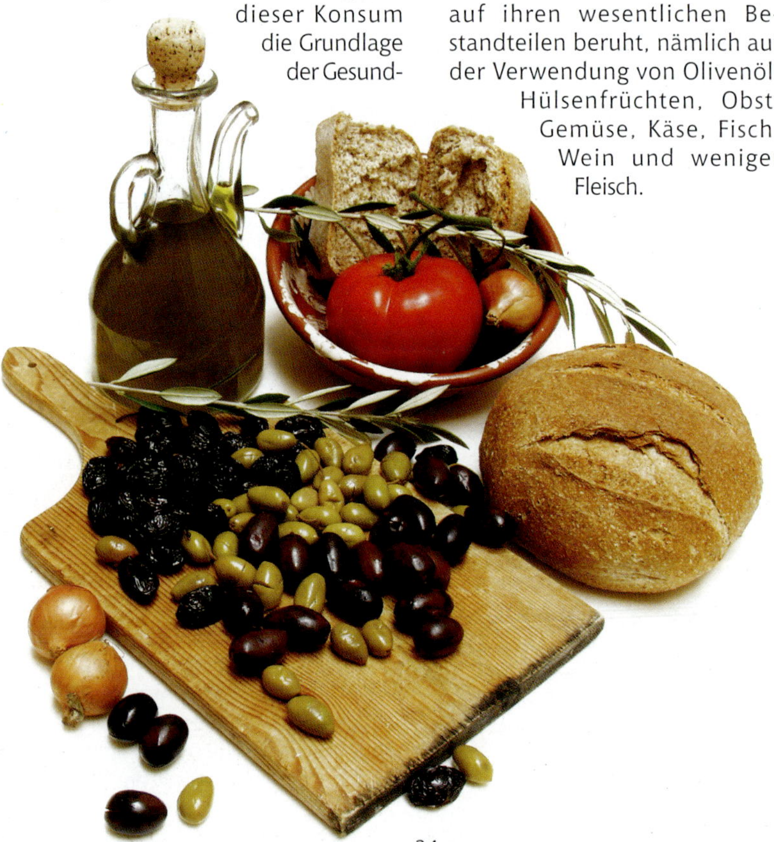

	UNTERSUCHUNG IN 7 LAENDER		WELTGESUNDHEITSORGANISATION	
	Koronar	Sterblichkeitsrate	Koronar	Sterblichkeitsrate
Finland	466	1390	386	1210
USA	424	961	263	1061
Holland	317	1134	224	1016
Italien	200	1092	148	1066
Jugoslawien	145	1021	137	1302
Korfu	149	847	123	932
Japan	61	1200	53	837
Kreta	9	627	7	564

Sterblichkeitsrate aufgrund von Herzkranzgefäßerkrankungen und allgemeine Sterblichkeit (auf100.000 Einwohner) (Serge Renaud: Die Mittelmeerernährung)

	Koronar	Krebs	Sterblichkeitsrate
Finland	972	613	2169
USA	773	384	1575
Holland	636	781	11825
Italien	462	622	1874
Jugoslawien	242	394	1712
Korfu	202	338	1317
Japan	136	623	1766
Kreta	38	17	855

Sterblichkeitsrate aus der "Untersuchung der sieben Länder" (auf 1000 Einwohner) (Serge Renaud: Die Mittelmeerernährung)

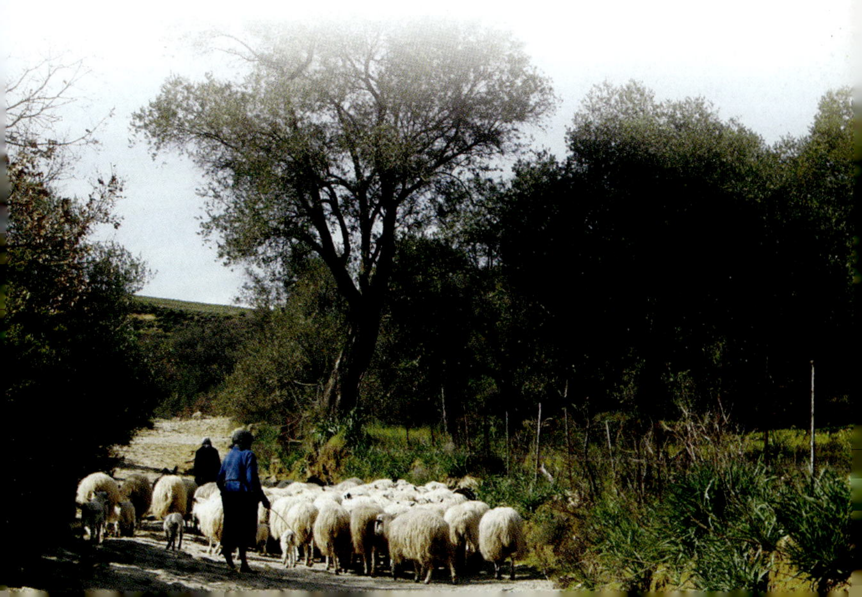

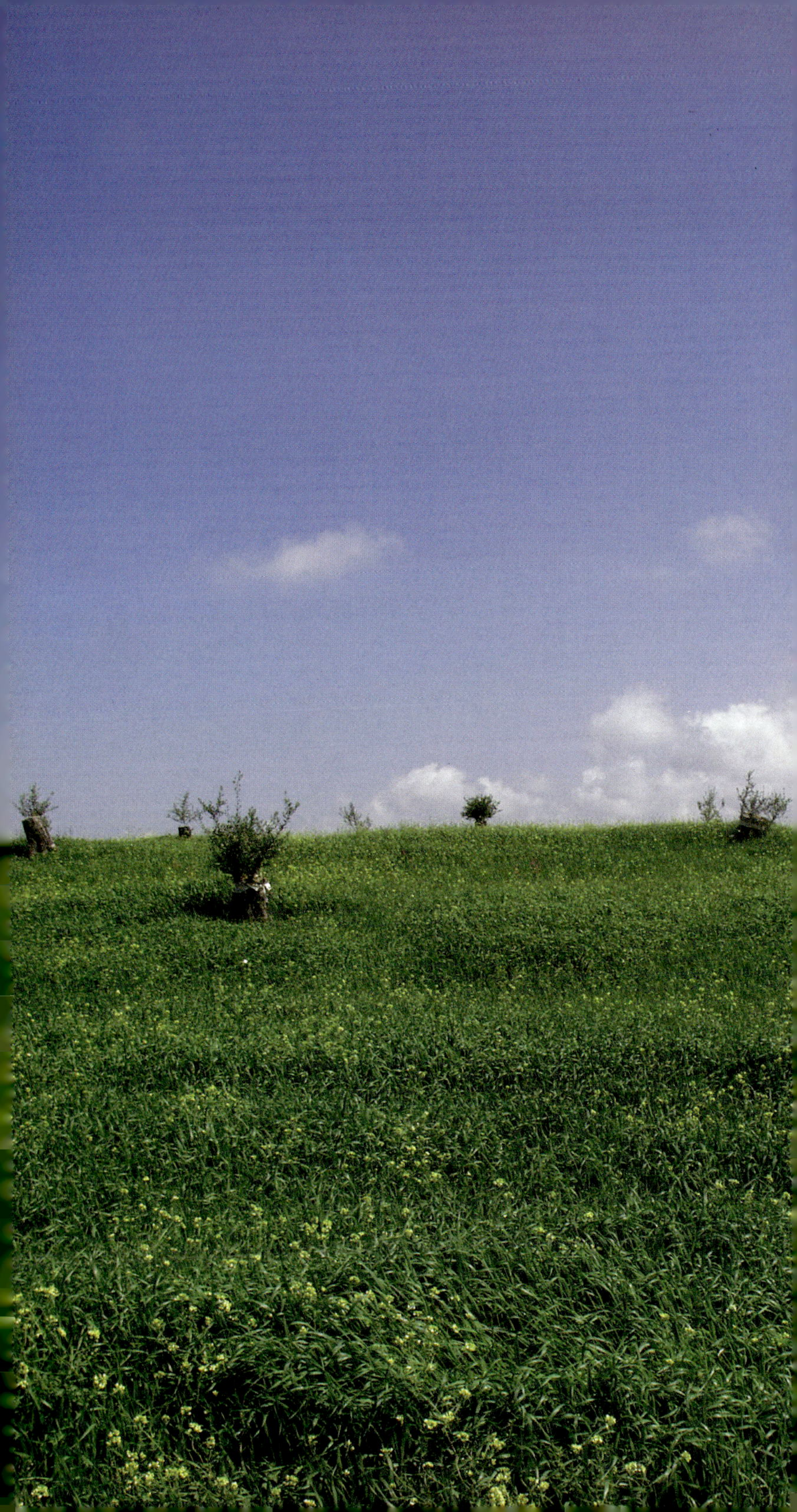

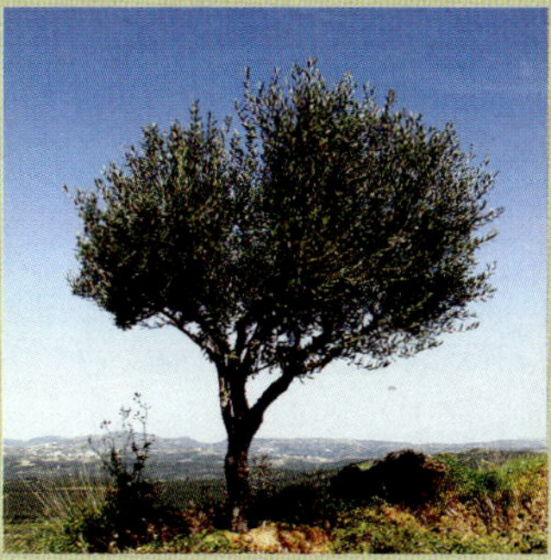

VON DER OLIVE ZUM ÖL

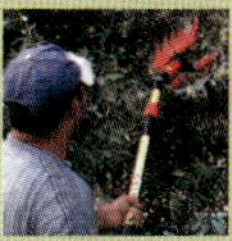

Der Baum und die Frucht

Es ist nicht nur der Ruf des Öls aus dem Mittelmeerraum, sondern auch die Häufigkeit, mit der der Ölbaum im konkreten Gebiet vorkommt, die beweisen, daß der Ölbaum zu seinem Gedeihen Sonne und leichte Regenfälle braucht. Das mediterrane Klima ist die wesentliche Voraussetzung für den Anbau des Ölbaums und die Produktion qualitätsvoller Frucht. Der Ölbaum ist, in der richtigen Umgebung gepflanzt, ein immergrüner, fruchtbringender und ewig lebender Baum. Die Blätter haben aschgraue Farbe, und sein Stamm kann im Laufe der Zeit wirklich riesige Ausmaße annehmen. Sein Alter kann einige Jahrhunderte übertreffen und wird auch an seiner Oberfläche sichtbar, wo sich Vertiefungen und Erhöhungen bilden, die die Falten des menschlichen Gesichts nachzuahmen scheinen. Es vergehen mindestens fünf Jahre, bis der Baum Frucht trägt, weshalb man glaubt, daß derjenige, der Olivenbäume pflanzt, außer einem geduldigen Charakter auch seinem Bedürfnis Ausdruck verleiht, den folgenden Generationen ein Erbe zu hinterlassen. Die Notwendigkeit der Geduld zeigt sich auch daran, daß der Ölbaum in der Regel nicht jedes Jahr, sondern nur jedes zweite Jahr reiche Ernte bringt. Natürlich werden je nach Klima, Bedürfnis und technischem Unterbau in verschiedenen Gebieten verschiedene Arten angebaut. So unterscheidet man z.B. Arten, die zur Ölproduktion vorgesehen sind, von solchen, die zu Speiseoliven verarbeitet werden, oder solche, die schwereres oder leichteres Öl hervorbringen, je nach Verwendungszweck. Einige der wesentlichen Sorten sind folgende:

Agrilia: Es handelt sich um die wilde Olive, die an den gleichen Orten wie die gezüchtete wächst. Sie kann zum Baum werden, man begegnet ihr aber in der Regel als Busch mit grünen Blättern und kleiner eiförmiger Frucht, aus der Öl von minderer Qualität gewonnen wird.

Koroneiki: Sie heißt auch Psilolia wegen ihrer kleinen Frucht und wird vor allem in Kreta, auf den Ionischen Inseln, den Kykladen, Samos, der Peloponnes und Aetoloakarnanien angebaut. Die Höhe des Baums erreicht 6/7 m und seine Blätter haben dunkelgrüne Farbe. Die Frucht ist sehr klein, hat aber einen großen Ölgehalt, der 27% erreicht. Aus diesen Oliven kommt das Tafelöl mit der vielleicht besten Qualität.

Koutsourelia: Sie heißt auch Ölolive und wird hauptsächlich in der Peloponnes und Aetoloakarnanien angebaut. Der Baum erreicht eine Höhe von 7 m, hat tiefgrüne Blätter und eine Frucht in fast zylindrischer Form mit hohem Ölgehalt von bis zu 25%, das aber nicht von besonders guter Qualität ist.

Ladolia von Kerkyra: Sie wird auf Kerkyra, Paxi und den Ionischen Inseln angebaut. Es handelt sich um einen bis zu 13 m hohen Baum, der Früchte trägt, die im Schnitt blattförmig sind und eine leichte Biegung aufweisen, mit einem Ölgehalt bis zu 20%. Das Öl aus den kerkyreischen Oliven ist von hervorragender Qualität, geeignet als Tafelöl.

Tsounati: Sie heißt auch brustförmige und gedeiht in Rethymnon und Chania auf Kreta, in Lakonien und Messenien. Der Baum kann bis zu 8/9 m hoch werden, hat hellgrüne Blätter und Frucht in ellipsoider Form, die in eine Warze ausläuft. Der Ölgehalt erreicht 20% und das Öl ist von erlesener Qualität.

Myrtolia: Der Baum der Myrtolia, die in Lakonien angebaut wird und besonders ausdauernd bei Kälte und Trockenheit ist, erreicht eine Höhe von 10 m und hat hellgrüne Blätter. Ihre Frucht hat einen hohen Ölgehalt (24%) und Öl von sehr guter Qualität.

Agouromanakolia: Sie wird in Korinth, Arkadien, der Argolis angebaut und ist eine besonders kältebeständige Art. Der Baum erreicht eine Höhe von 7m und die eiförmige Frucht hat einen hohen Ölgehalt (30%), das als Tafelöl von erlesener Qualität verwendet wird.

Adramyttini: Sie wird hauptsächlich auf Mytilene angebaut. Der Baum erreicht 8 m Höhe, hat tiefgrüne Blätter und ellipsoide Früchte und einen Ölgehalt um die 24%, das von sehr guter Qualität ist.

Daphnelia: Die Daphnelia wird hauptsächlich auf Samos, Chios und den Kykladen angebaut und erreicht eine Höhe von bis zu 14 m. Ihre Blätter sind graugrün und die Frucht ellipsoid mit einem Ölhehalt um 20%.

Throumbes: Die Throumbes oder Chondrolies gedeihen auf Kreta, aber auch auf Samos, Chios, den Kykladen, Rhodos und in Attika. Der Baum wird mit über 10 m ziemlich hoch und hat graugrüne Blätter. Die Frucht ist ellipsoid und durch ihren hohen Ölgehalt gekennzeichnet, der 29/30% erreichen kann. Außer der Gewinnung von Öl, das Tafelöl von sehr gut bis schwer ist, je nach Erntezeit, Reifegrad und Lagerzeit, sind die Throumbes nach verhältnismäßig einfacher Verarbeitung auch als Speiseoliven von hervorragendem Geschmack und Qualität zu genießen. Der Prozeß ihrer Zubereitung umfaßt die Ernte, das Waschen, das Trocknen in der Sonne und das Füllen in einen Behälter mit Salz. Wenn die Oliven fertig sind, können sie in Öl aufbewahrt werden.

Valanolia: Die Valanolia stellt die auf Mytilene am weitesten verbreitete Art dar und erreicht 8 m Höhe. Ihr Name kommt von der Form der Frucht, die die Form einer Eichel und hohen Ölgehalt von bis zu 25% hat. Die Valanolia gilt als eine der besten Arten zur Ölherstellung.

Vasilikada: Die Vasilikada gedeiht hauptsächlich in Kerkyra, Euböa und Chalkidike. Sie ist ein Baum von mittlerer Größe und erreicht bis zu 8 m Höhe, mit grünen Blättern und eiförmiger Frucht, die hauptsächlich zur Zubereitung grüner Speiseoliven verwendet wird.

Korolia: Der Korolia begegnet man auf Mytilene, Kerkyra und Zakynthos. Es handelt sich um einen Baum von 8-10 m Höhe mit grünen Blättern und ellipsoider Frucht mit verhältnismäßig geringem Ölgehalt, der 17% erreicht. Die Korolies werden hauptsächlich als Speiseoliven verwendet.

Karydolia: Die Karydolia, die in Chalkidike, aber auch Attika, Phthiotida und Euböa gedeiht, ist ein Baum von 5-8 m Höhe mit hellgrünen Blättern. Seine Frucht mit den charakteristischen Ecken hat einen geringen Ölgehalt (um 15%) und wird als hervorragende schwarze und grüne Speiseolive benutzt.

Kalamon: Diese Olive wird hauptsächlich in Messenien, Lakonien und Aetoloakarnanien kultiviert, allgemein in Gegenden mit starken Regenfällen. Die Höhe des Baumes erreicht 10 m und die ellipsoide Frucht weist eine Einbauchung auf. Ihr Ölgehalt ist nicht sehr hoch (um 17%), was sie als Speiseolive von hoher Qualität geeignet macht. Die berühmten Kalamon - Oliven werden zweimal der Länge nach eingeschnitten, zur Entbitterung in Wasser gelegt und in der Folge in Essig eingelegt. Aufbewahrt werden sie in reinem Öl.

Kolymbades: Die Kolymbades werden auch Milolies genannt und gedeihen hauptsächlich auf den Kykladen, in Attika und Messenien. Der Baum, der sich nicht gerade durch große Maße auszeichnet, kann eine Höhe von 6 m erreichen. Die charakteristisch kugelförmige Frucht hat einen geringen Ölgehalt (um 19%) und ist geeignet als eingeschnittene grüne Speiseolive von hervorragender Qualität.

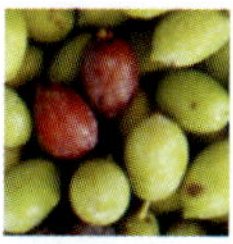

Die Olivenernte

Außer der Art, dem Klima, der Bodenbeschaffenheit und anderen Faktoren, die zweifellos die Qualität des Öls beeinflussen, ist die Erntezeit ein bestimmender Faktor. Mit der Zeit erstellte man verschiedene Theorien, wann die Oliven zu ernten sind. Die einen glauben, daß die Ernte erfolgen soll, wenn die Oliven sehr reif sind, während andere dann glauben, wenn sie noch nicht ganz ausgereift sind. Tatsache ist, daß man je nach angewandter Theorie verschiedene Ergebnisse erreicht. So ist sicher, daß man aus sehr reifen Oliven mehr Öl gewinnen kann. Die beste Qualität garantieren jedoch Oliven im ersten Reifestadium, als bevor sie ganz schwarz werden. Gemäß den neuesten Erkenntnissen lässt sich aus den Oliven, die sich in diesem Reifestadium befinden, nicht nur das beste, sondern auch das meiste Öl gewinnen, da man glaubt, daß die Olive zu diesem Zeitpunkt am saftigsten ist. Wenn die Reifezeit nährt, kommt die Zeit der Ernte, die je nach Baum auf verschiedene Art erfolgt.

Die Chontrolies oder Throumbes werden vom Boden aufgelesen, auf den sie alleine oder durch Schlagen gefallen sind. In der

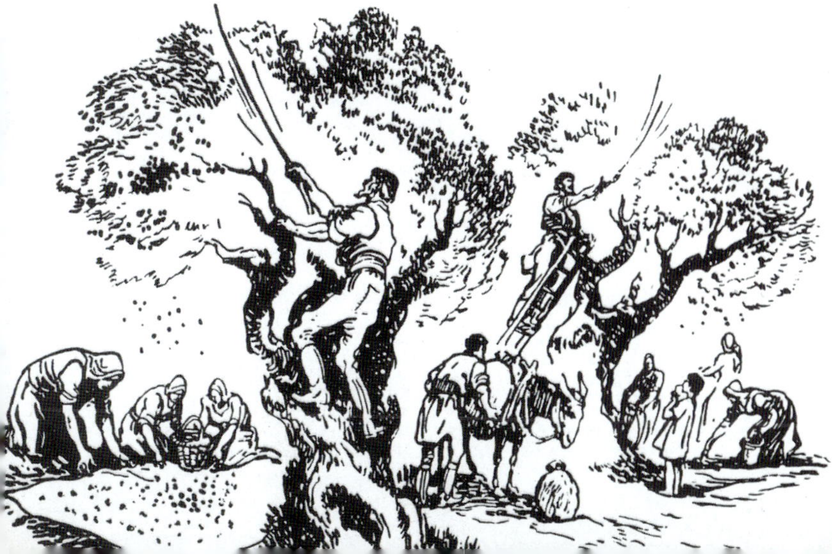

Regel lässt man sie von alleine fallen, was heißt, daß sie ausgereiftsind. Das ist auch der Grund, warum aus dieser Art dickeres Öl gewonnen wird. Wenn man sie freilich vom Baum schlägt und ohne Verspätung vom Boden aufliest, lässt sich auch aus dieser Art Olivenöl von erlesener Qualität gewinnen. Die am weitesten verbreitete Ernteart in Kreta, wie auch in anderen Gebieten Griechenlands, ist das Auflesen der Oliven vom Boden nach ihrem natürlichen Herabfallen. Früher geschah dieses Auflesen direkt mit den Händen vom Boden. Heute folgt man folgendem Prozeß: Zu Beginn des Winters, noch bevordie Oliven reif sind, breitet man Plastiknetze unter den Bäumen aus und beschwert sie mitSteinen. Wenn die Oliven reif sind, oder bei starkem Wind auch bevor sie ganz reif sind, fallen sie auf die Netze. In der Folge hebt man die Netze an, so daß sich die Oliven in Haufen sammeln, entleert diese Haufen in Säcke, die man in die Ölmühlen bringt. Die Netze bleiben während des ganzen Winters liegen, da dieser Prozeß ziemlich oft wiederholt wird, jedes Mal wenn genug Oliven auf die Netze gefallen sind. Sehr wichtig ist, daß die Oliven nicht lange auf den Netzen liegen bleiben, da sowohl Regen als auch Würmer die Entwicklung von Schimmelpilzen begünstigen und damit die Qualität des Öls mindern. Außer dem natürlichenHerabfallen wendet man in den letzten Jahren zur Erzielung möglichst guter Ölqualität in der Regel den Prozeß des Herunterschlagens an, wodurch das Sammeln der Frucht zum idealen Zeitpunkt und die Vermeidung des Liegenbleibens auf dem Boden, das Qualitätsminderung zur Folge hat, erreicht wird. Für das Herunterschlagen ist ein Olivennetz nötig, dasman unter dem Baum auslegt, und ein Holzstab, mit dem man an die Zweige des

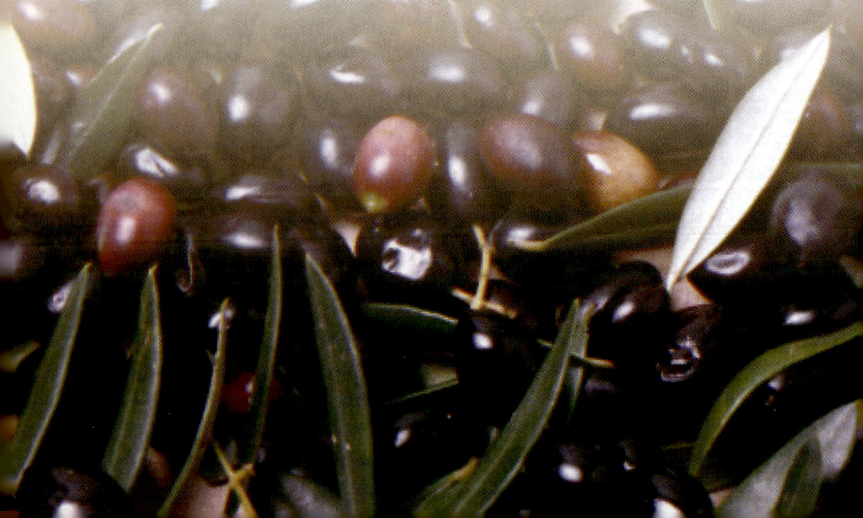

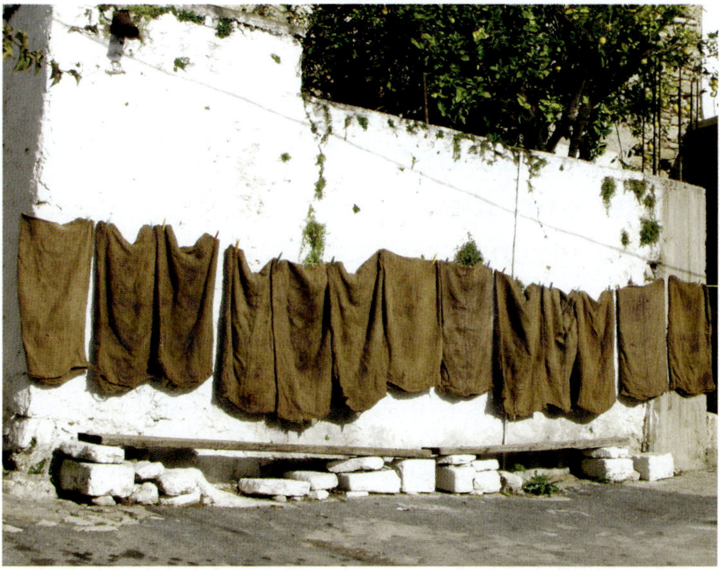

Baumesschlägt, um die Oliven zum Fallen zu bringen. Dieser Stab, der am einen Ende gekrümmt sein muß, wird heute oft durch Maschinen ersetzt, die nicht nur eine Erleichterung für den Produzenten darstellen, sondern auch den Baum besser schützen als ungezielte Schläge mit dem Holzstab. Es kann kein Zweifel bestehen, daß das Schlagen, sei es mit dem Holzstab,sei es mit der Maschine, die Früchte, die mit Wucht herunterfallen, verletzt und ziemliche Schäden am Baum selbst v erursachen kann. Dennoch geben die auf diese Art geernteten Oliven Öl von höherer Qualität als bei der Ernte nach dem natürlichen Herabfallen.Schließlich ist das "Kämmen" eine weitere Art die Oliven zu ernten. Diese Methode kommt hauptsächlich bei niedrigen Bäumen mit kleinen Oliven zur Anwendung, wobei mit einer Artspeziellem Kamm die Oliven von den Zweigen gekämmt werden. Auch diese Methode kann die Frucht und den Baum selbst verletzen, stellt jedoch die Ernte in der richtigen Reifungsphase sicher.

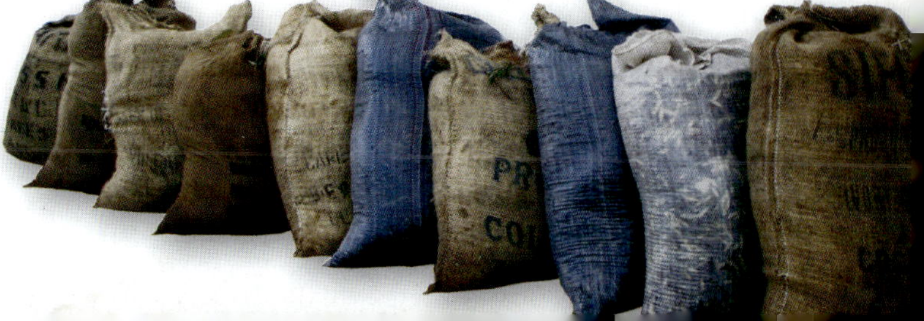

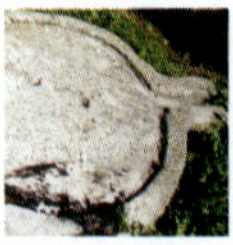

Das Pürieren der Frucht und die Ölgewinnung

Das gleich auf die Ernte folgende Stadium ist die Reinigung der Oliven von Blättern und trockenen Zweigen. Dies geschieht durch "Worfeln", bei dem man die gesammelten Oliven leicht hochwirft, damit der Wind die Blätter wegbläst. Dieser Prozeß ist notwendig, weil die Blätter, wenn sie unter den Oliven bleiben, den Geschmack des Öls verderben. Nach dieser Reinigung füllt man die Oliven in spezielle Säcke, nicht aus Plastik, sondern solche, die atmen, und transportiert sie in der Folge in Ölmühlen. Je schneller die Oliven zur Ölgewinnung gelangen, desto besseres Öl ist das Ergebnis. Sobald also die Vorgänge der Ernte, der Reinigung, der Einfüllung in Säcke und des Transports in die Ölmühle erledigt sind, ist das Pürieren der Frucht zur Ölgewinnung an der Zeit,ein Prozeß, der für die Qualität ebenfalls eine außerordentlich wichtige Rolle spielt. In der Antike erfolgte das Pürieren nach Hesiod durch Zerstampfen im Mörser. Es folgten verschiedene Stadien zusätzlicher Pressung, und so entstand das erste kaltgepresste natürliche Olivenöl. Das Öl aus den Steinen, das sicher von minderer Qualität ist, gewinnt man durch ihremehrfache Erwärmung über mehrere Tage hin. Die Technik des Pürierens und Pressens mit selbstgebauten und von Hand bewegten Geräten setzte sich für viele Jahrhunderte fort und wurde noch im Mittelalter und der angehenden Neuzeit praktiziert. Erst zu Beginn des 20.Jh. entstanden die ersten großen Ölmühlen, die freilich noch

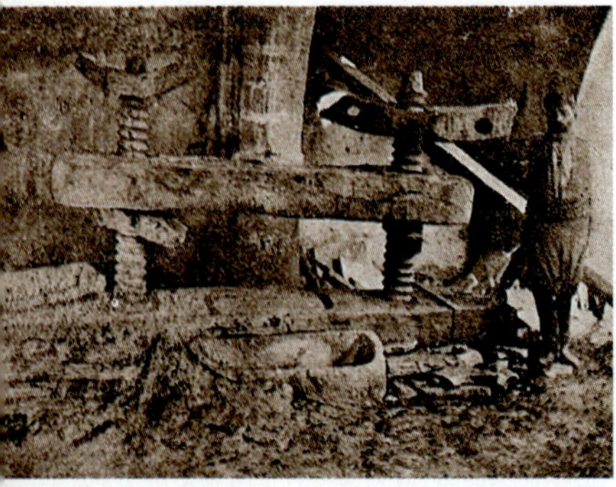

Oil-press at Argyroupoli in Rethymno, as captured by the lens of the traveller, Spratt. "Travels and Researches in Crete" by Captain T.A.B. Spratt, London 1865

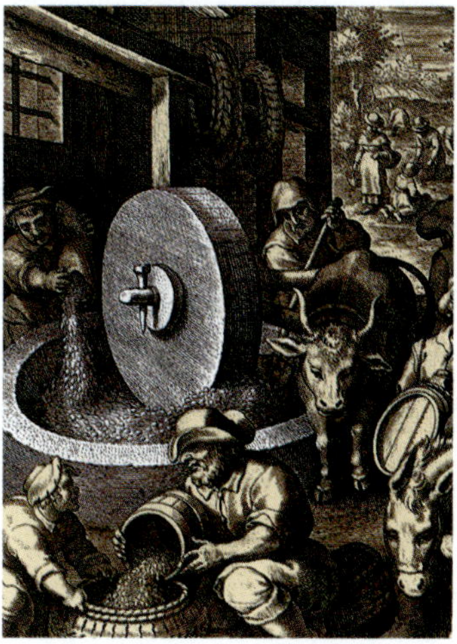

Gravur von J. Stradanus "Oleum Olivarum", 16.Jh., Paris Nationalbibliothek

immer von Hand bewegt waren und einen zylindrischen Stein umfassten, den die menschliche Hand mit Hilfe eines Hebels bewegte. Später beruhte die Pürierung auf der Drehung zylindrischer Steine um eine Mittelachse. Die Drehung erfolgte entweder mit der Hand oder mit Hilfe von Tieren oder auchmit Wasser- und Dampfkraft.

Heute geschieht die Pürierung in modernen zentrifugalen Ölmühlen, wo metallene Haken die Oliven zerquetschen und in einen Olivenbrei umwandeln. In speziellen Maschinen wird dieser Brei geknetet und gleichzeitig erwärmt, was der Ölgewinnung hilfreich ist. Es folgt das Schleudern, bei dem dem Ölbrei Wasser zugefügt wird, undanschließend erfolgt die Trennung des Breis von Öl und Wasser aufgrund des unterschiedlichen Gewichts.

Nach der Ölgewinnung wird das Öl in metallenen, rostfreien Behältern oder in Glasflaschen in schattigen und kühlen Räumen aufbewahrt. Bis vor etwa 20 Jahren wurde das Öl genau wie im Altertum in großen tönernen Pithoi in den Vorratsräumen der Häuser aufbewahrt, und man war darum bemüht, es in etwa einem Jahr aufzubrauchen, da das Öl auch in besterQualität und unter besten Lagerbedingungen keine allzu große Lebensdauer hat.

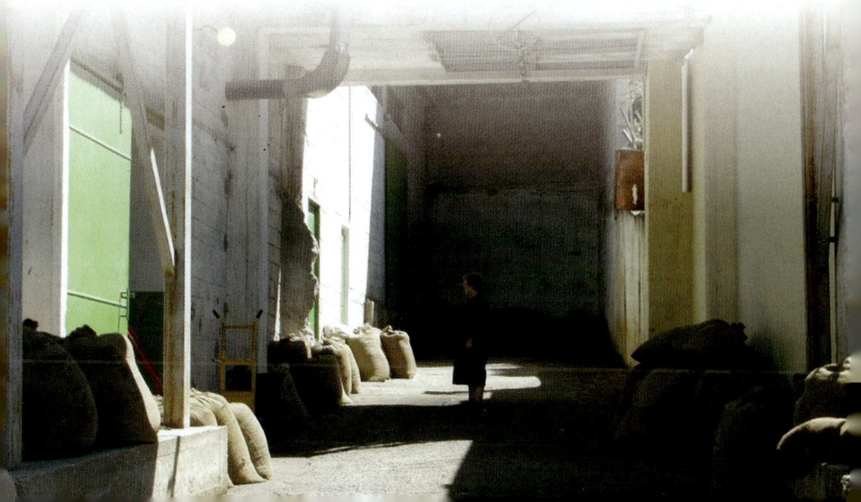

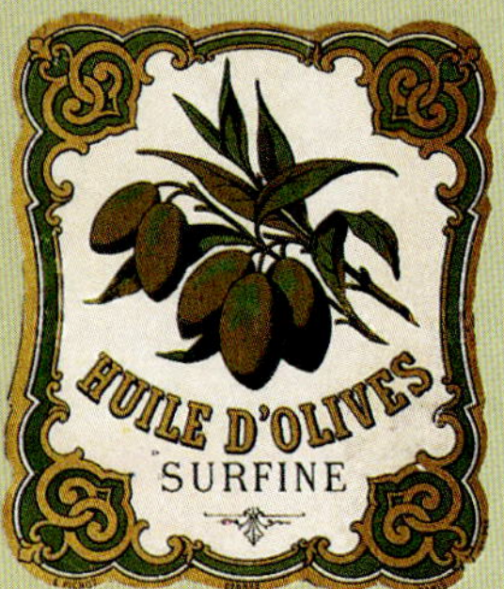
HUILE D'OLIVES
SURFINE

QUALITÄTEN DES OLIVENÖLS

Die Qualität des Olivenöls ist durch folgende Kennzeichen bestimmt: den Säuregehalt, dieOxidation, die Farbe, das Aroma und den Geschmack. Der Säuregehalt drückt den prozentuellen Anteil an Fettsäuren im Öl aus, und je höher er ist, desto dicker und schwerer ist das Öl. Der Grad des Säuregehalts wird von verschiedenen Faktoren bestimmt, wie vom Erntezeitpunkt, der Wartezeit in den Säcken, der Art der Pürierung und natürlich davon, ob die Frucht von der Olivenfliege befallen ist oder nicht. Je länger die Oliven auf dem Boden liegen bleiben und im Sack aufbewahrt werden, umso stärker wird der Geschmack verfälscht. Aus diesem Grund sorgen die zeitgemäßen Produzenten dafür, die Oliven schnell zu ernten,sie nicht fest in Säcken einzuschnüren und sie binnen höchstens zweier Tage in die Ölmühlen zu bringen. Die Oxidation hängt in erster Linie von der Lagerung ab, die im Falle, wennsie unsachgemäß ist, den Geschmack verdirbt, so daß er erdig wird. Das Aroma und der Geschmack des Öls hängen

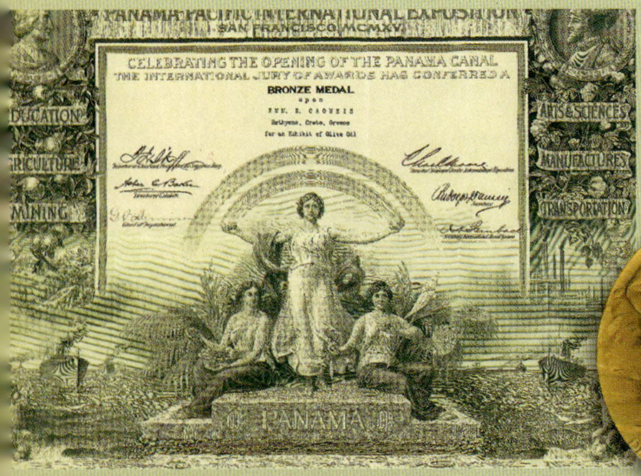
PANAMA-PACIFIC INTERNATIONAL EXPOSITION
SAN FRANCISCO MCMXV
CELEBRATING THE OPENING OF THE PANAMA CANAL
THE INTERNATIONAL JURY OF AWARDS HAS CONFERRED A
BRONZE MEDAL
EDUCATION
AGRICULTURE
MINING
ARTS & SCIENCES
MANUFACTURES
TRANSPORTATION
PANAMA

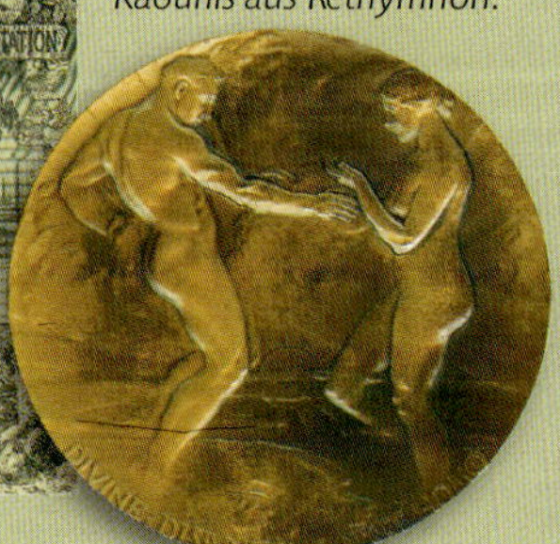

1915 Internationale Ausstellung Panama. Auszeichnung und bronzene Medaille für die Ölgewinnung an den Ölerzeuger Emmanuel Kaounis aus Rethymnon.

hauptsächlich vom Anbaugebiet, den klimatischen Verhältnissen, der Art der Olive und der Erntezeit ab. So hat das Öl, wenn die Oliven früh, noch verhältnismäßig unreif geerntet werden, einen bitteren Geschmack. Schließlich hängt die Farbe des Öls, die von grün bis gelb und braun in verschiedenen Tönen variieren kann, hauptsächlich von der Erntezeit ab, aber auch von anderen Faktoren, wie der Art der Ölgewinnung. Auf der Grundlage der o.g. Kriterien werden die Qualitätskategorien des Olivenöls folgendermaßen festgelegt: Das pure Olivenöl und das echte Olivenöl.

Das **pure Olivenöl** ist das, das aus der Olivenfrucht hervorgeht, ohne daß diese bei der Pressung irgendeine Verfälschung oder Verarbeitung erfährt. Je nach seinem Säuregehalt unterteilt man es in: Extra pures Olivenöl (extra virgin olive oil) mit einem Säuregehalt bis 1%, Pures Olivenöl (fine virgin olive oil) mit einem Säuregehalt bis 1,5%, Halbpures Olivenöl (virgin olive oil semi fine) mit einem Säuregehalt bis 3,3%, pures Industrielles Olivenoil (virgin dive oil lampante mit ziemlich hohem Säuregehalt, so daß seine chemische Aufbesserung nötig ist. Das **rafinerierte Olivnöl** (refined olive oil) wird aus dem puren Indusriellen Olivenöl hergestellt. Durch die Verarbeitung wird der Säuregehalt des industriellen Öls begrenzt und ein Öl ohne besonderen Geschmack gewonnen, das sehr dünnflüssig ist und hellgelbe Farbe hat. Das **Olivenöl** (olive oil) ist eine Mischung von rafineriertem mit purem Olivenöl. Es hat einehellgrüngelbe Farbe und einen Säuregehalt, der 1,5% nicht übersteigt.

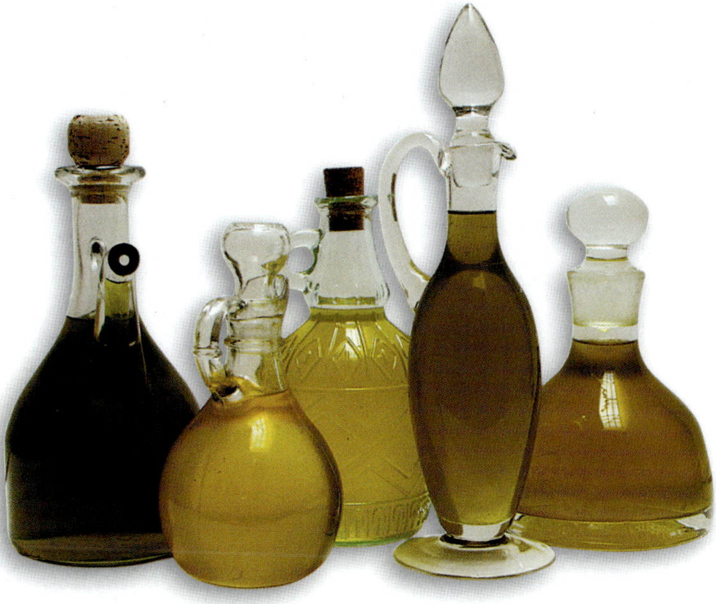

Je nach der Kategorie, der das Öl angehört, richtet sich auch sein Verwendungszweck. So kann das extra pure Olivenöl roh konsumiert werden und ist das geeignetste für Salate, Wildgemüse, Gemüse, Hülsenfrüchte u.a. Das pure Olivenöl ist geeignet zum Kochen und Braten, während das rafinerierte gewöhnlich zum Backen verwendet wird., vor allem für Süßigkeiten mit Blätterteig.

An dieser Stelle sollten man nicht versäumen, das **biologische Öl** zu erwähnen, das sich auf den biologischen Olivenanbau stützt, sowie auf die Ölgewinnung auf völlig traditionelle Arten. Die Erzeugung biologischen Olivenöls begann in den letzten Jahren als Bedürfnis nach Rückkehr zum natürlichen Leben und gesunden, natürlichen Produkten. Die Erzeugung biologischen Olivenöls betrifft alle Stadien seiner Erzeugung, vom Olivenanbau bis zur Ölgewinnung. Auf für einige Jahre brachgelegenen und somit ausgeruhten Böden werden neue Ölbäume gepflanzt, mit Naturdüngern gedüngt und Krankheiten, wie z.B. die Olivenfliege,mit Fallen und nicht mit Spritzmitteln bekämpft und schließlich das Öl mit absolut natürlichen Hilfsmitteln gewonnen, ohne jede Art von Verarbeitung.

Nun sollen einige Kriterien für die richtige Auswahl beim Kauf des Öls betrachtet werden. Unabhängig von der Qualität, die man wählt, muß das Öl in nicht sehr großen Gefäßen oder Flaschen, bis zu 5 l, abgefüllt sein, auf denen sein Name, die Herkunft und der Name des Vertreibers steht. Es ist ratsam, den Kauf von offenem Öl unbekannter Herkunft zu vermeiden,um keine Überraschungen zu erleben, außer wenn der Verkäufer der Erzeuger selbst ist, und zwar ein Bekannter, Freund oder Verwandter. Allgemein ist der Verkauf offenen Olivenöls durch den Erzeuger gesetzlich verboten. Eines der wesentlichen Kriterien ist der Säuregehalt des Öls, der niedrig sein muß, höchstens 1%. Außerdem muß das Öl durchsichtig sein und eine Farbe von grün bis gelbgrün haben. Die ganz gelben Öle sind nur dann gut, wenn die Farbe auf der Art des Ölbaums beruht, was sich nur schwer nachweisen lässt. Wenn man Öl aus den Regalen der Geschäfte kauft, sollte man

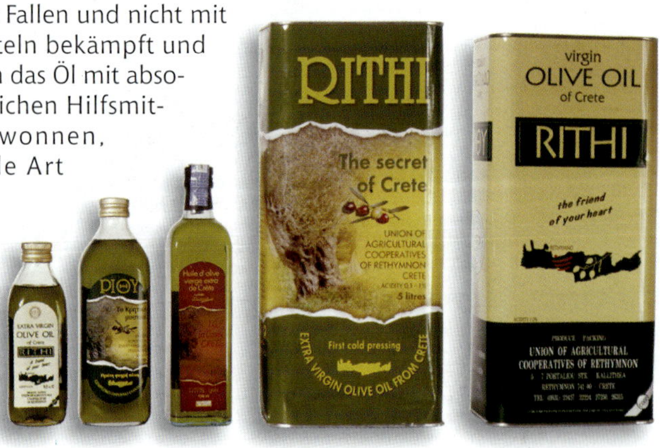

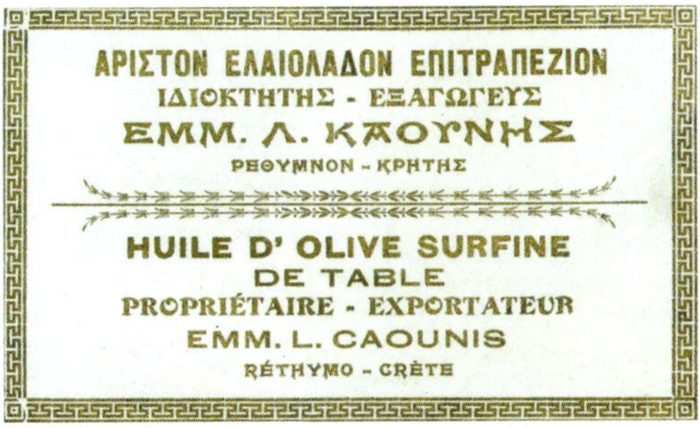

Etikett kretischen Olivenöls von 1915.

darauf achten, daß es an einer kühlen,nicht der Sonneneinstrahlung ausgesetzten Stelle steht. Anzumerken sei, daß Öle, die in grünen oder anders dunkel gefärbten Flaschen abgefüllt sind, beständiger gegen Sonnenlichtsind. Auf jeden Fall beeinflussen die Bedingungen im Lagerraum die Qualität des Öls stark.

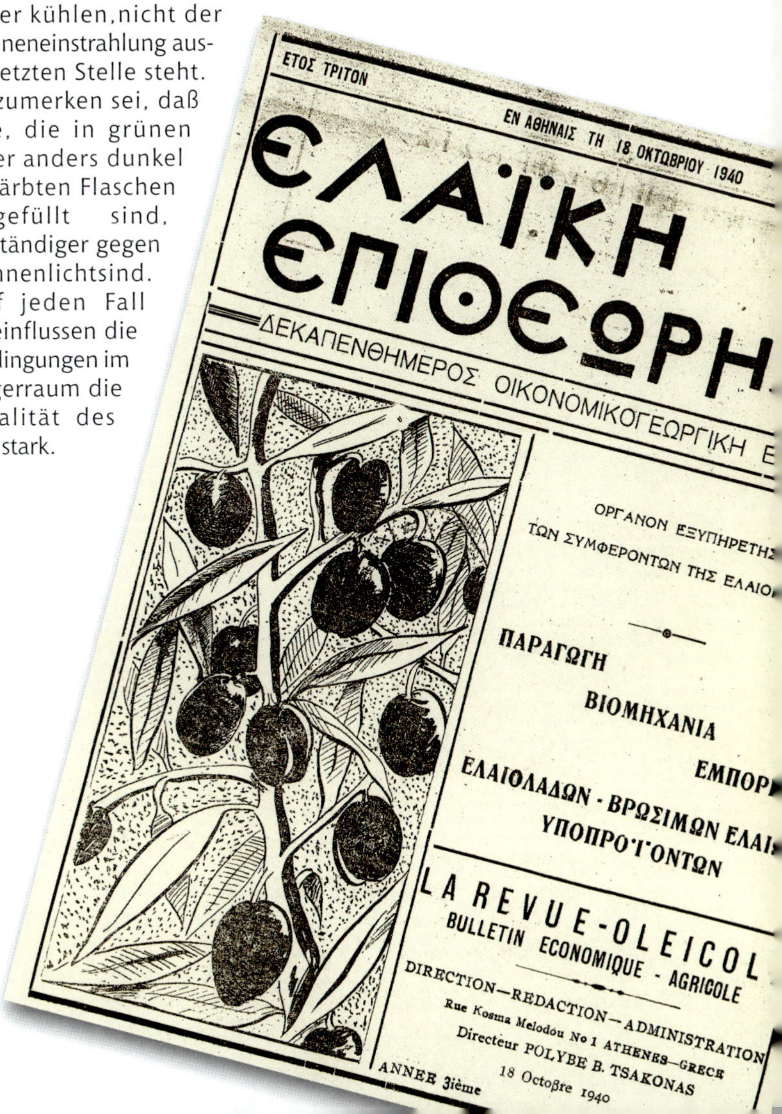
ΕΤΟΣ ΤΡΙΤΟΝ

ΕΝ ΑΘΗΝΑΙΣ ΤΗ 18 ΟΚΤΩΒΡΙΟΥ 1940

ΕΛΑΪΚΗ ΕΠΙΘΕΩΡΗ

ΔΕΚΑΠΕΝΘΗΜΕΡΟΣ ΟΙΚΟΝΟΜΙΚΟΓΕΩΡΓΙΚΗ Ε

ΟΡΓΑΝΟΝ ΕΞΥΠΗΡΕΤΗΣ
ΤΩΝ ΣΥΜΦΕΡΟΝΤΩΝ ΤΗΣ ΕΛΑΙΟ

ΠΑΡΑΓΩΓΗ
ΒΙΟΜΗΧΑΝΙΑ
ΕΜΠΟΡ
ΕΛΑΙΟΛΑΔΩΝ - ΒΡΩΣΙΜΩΝ ΕΛΑΙ
ΥΠΟΠΡΟΪΟΝΤΩΝ

LA REVUE-OLEICOL
BULLETIN ECONOMIQUE - AGRICOLE

DIRECTION—REDACTION—ADMINISTRATION
Rue Kosma Melodou No 1 ATHENES—GRECE
Directeur POLYBE B. TSAKONAS
18 Octobre 1940

ANNEE 3ième

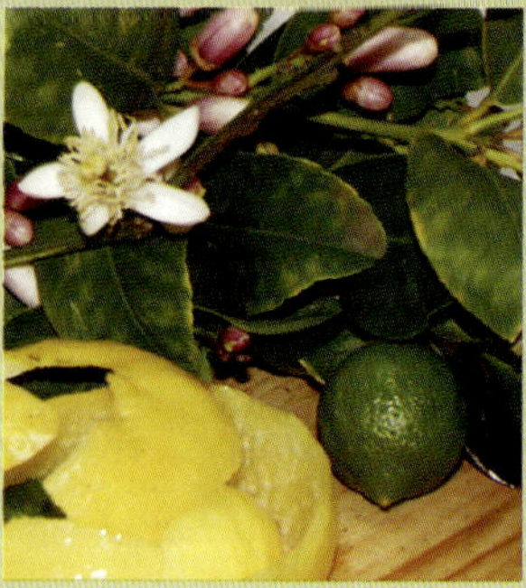

AROMATISIERTE OLIVENÖLE

Schon seit minoischer Zeit und dem klassischen Altertum genossen die aromatisierten Öleweite Verbreitung, vor allem in der Heilkunst und Parfumherstellung. Informationen beziehen wir von den Linear B - Tafeln aus Knossos, nach denen es spezielle Aromahersteller gab, die sich mit der Herstellung von aromatisierten Ölen beschäftigten, die als therapeutische,aber auch als kosmetische Aromata verwendet wurden, sowie als Gabe an Tote und Gottheiten. Es ist wahrscheinlich, daß wenigstens einige der aromatisierten Öle auch in der Kochkunst Anwendung fanden, und jedenfalls wurden sie in Fällen benutzt, wo der Geschmackdes Öls nicht zufriedenstellend war und auf diese Art aufgebessert werden konnte. Schon im klassischen Altertum hatte man, wie Aristoteles berichtet, festgestellt, daß Olivenöl, wie auch Wein, leicht vom Aroma von Produkten beeinflußt wurden, die sich in ihrer Nähe befanden. Auf dieser Beobachtung fußend aromatisierte man auf ganz einfache Art das Öl, je nachVerwendungszweck. Es genügte eine Aromapflanze oder ein Gewürz nach Wahl ins Öl zu legen. das nach wenigen Tagen das gewünschte Aroma annahm. Außerdem konnte man durch diese Aromatisierung einigen Geschmackverfälschungen, die das Öl mit der Zeit erlitt, vorbeugen und so seine Lebensdauer verlängern. Diese Gewohnheit lebte auch in neuererZeit weiter, als man Oregano oder Olivenblätter oder -steine in den Ölbehälter gab. Die hauptsächliche Verwendung des aromatisierten Öls, die bis in unsere Tage fortlebt, war die therapeutische. So ist das Öl, in dem man Zistrosenblätter oder Salbeibeeren gekocht hat wohltuend zum Einreiben und bei Muskelschmerzen.

Heute verwendet man aromatisiertes Olivenöl fast ausschließlich in der Küche, um den Geschmack bestimmter Zutaten zu betonen und das Essen dadurch schmackhafter zu machen. Es wird nicht oft zum Kochen verwendet, sondern zum Übergießen von Salaten, Gemüse,Teigwaren, Fleisch und Fisch oder wird als Vorspeise mit frischem Brot statt Butter serviert. Man kann solche Öle fertig kaufen oder leicht selbst ansetzen, ganz nach persönlichen Geschmacksvorzügen. Die üblicherweise benutzten Produkte sind Gewürze, Heilkräuter undZitrusfrüchte, alleine oder in Kombination, was den Experimenten eines jeden überlassen bleibt. Die Prozedur ihrer Herstellung ist leicht und braucht Olivenöl von sehr guter Qualitätund geringem Säuregehalt, die aromatische Zutat unbedingt trocken und eine saubere, ebenfalls trockene Flasche. Wenn diese Voraussetzungen eingehalten werden und das Öl mit den aromatischen

Stoffen in die Flasche gefüllt ist, schließt man die Flasche gut und lagertsie an einem dunklen und kühlen Ort. Nach wenigen Tagen ist das Öl zur Benutzung fertig.
Im folgenden einige Ideen zum Ansetzen von aromatisiertem Olivenöl:

Olivenöl mit Rosmarin

In eine Flasche Öl gibt man einen Zweig Rosmarin und 2-3 Pfefferkörner. Wenn man denGeschmack intensiver möchte, kann man noch 1-2 Knoblauchzehen dazugeben. Die Flasche gut schließen und einige Tage an einen dunklen und kühlen Ort stellen. Wenn das Öl fertig ist, entfernt man die Aromastoffe.

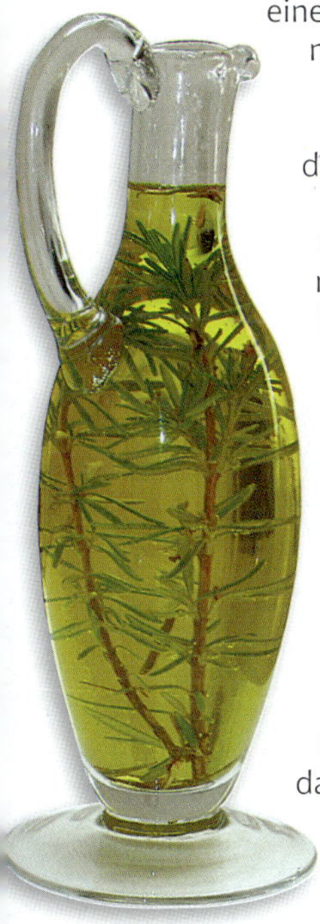

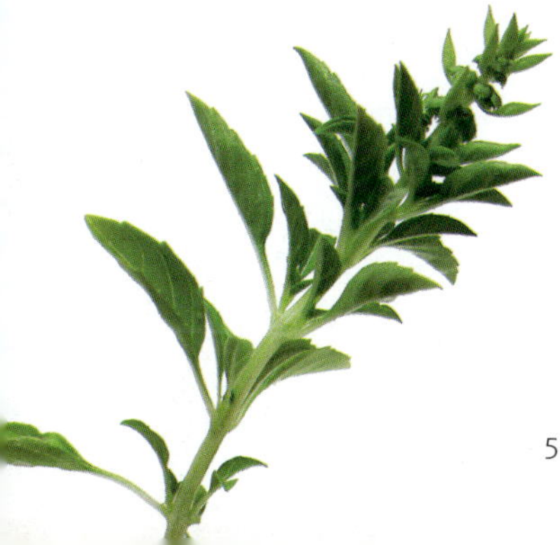

Olivenöl mit scharfem Paprika

Um dieses hervorragende Öl mit intensivem Geschmack, das hervorragend zu gebratenem Fleisch und Gemüse passt, herzustellen, genügt es, in eine Flasche oder ein Glas Öl 2 trockene rote scharfe Paprikas zu geben und so zwei Wochen an einem schattigen Ort stehenzu lassen. Dasselbe Ergebnis erzielt man, wenn man statt der trockenen 4 frische Paprika verwendet, aber unbedingt scharfe.

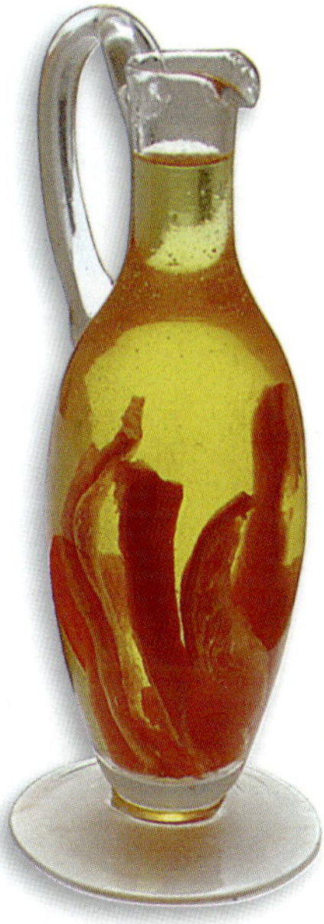

Olivenöl mit Basilikum

Um Olivenöl mit Basilikum - Aroma herzustellen genügt es, 2-3 Zweigchen Basilikum odereinen Teelöffel feingehacktes frisches Basilikum in eine Flasche Öl zu geben, sie gut zu schließen und 10 Tage an einem dunklen und kühlen Ort aufzubewahren.
Dieses Öl passt tollzu frischen Tomaten und Teigwaren, und wenn man den Geschmack bereichern will, kannman noch zwei zerstampfte Knoblauchzehen und etwas Pfeffer dazugeben.

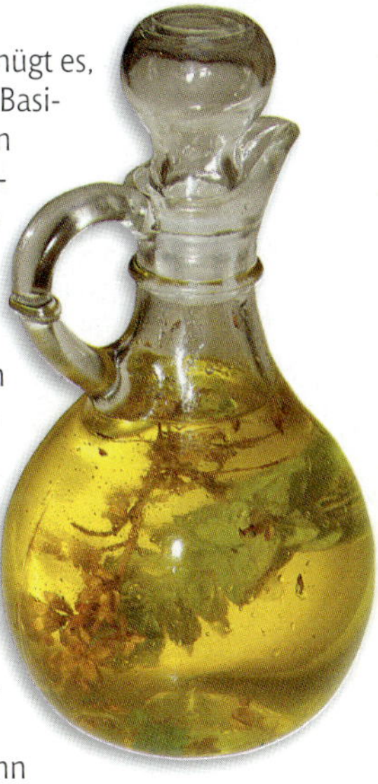

Olivenöl mit Zitrone

Man nimmt die Schale einer Zitrone und taucht sie in eine kleine Flasche Öl. Bei Belieben kann man einen Teelöffel Pfeffer dazugeben. Man bewahrt die gut verschlossene Flasche 15-20 Tage an einem kühlen schattigen Platz auf. Wenn das Öl fertig ist, entfernt man die Zitronenschale und benutzt es zu gekochtem Wildgemüse, Salaten oder sogar zum gebratenem Fisch und Fleisch. Auf genau dieselbe Art kann man Öl mit Orange oder Citrus, die wunderbar beim Backen Verwendung finden, herstellen.

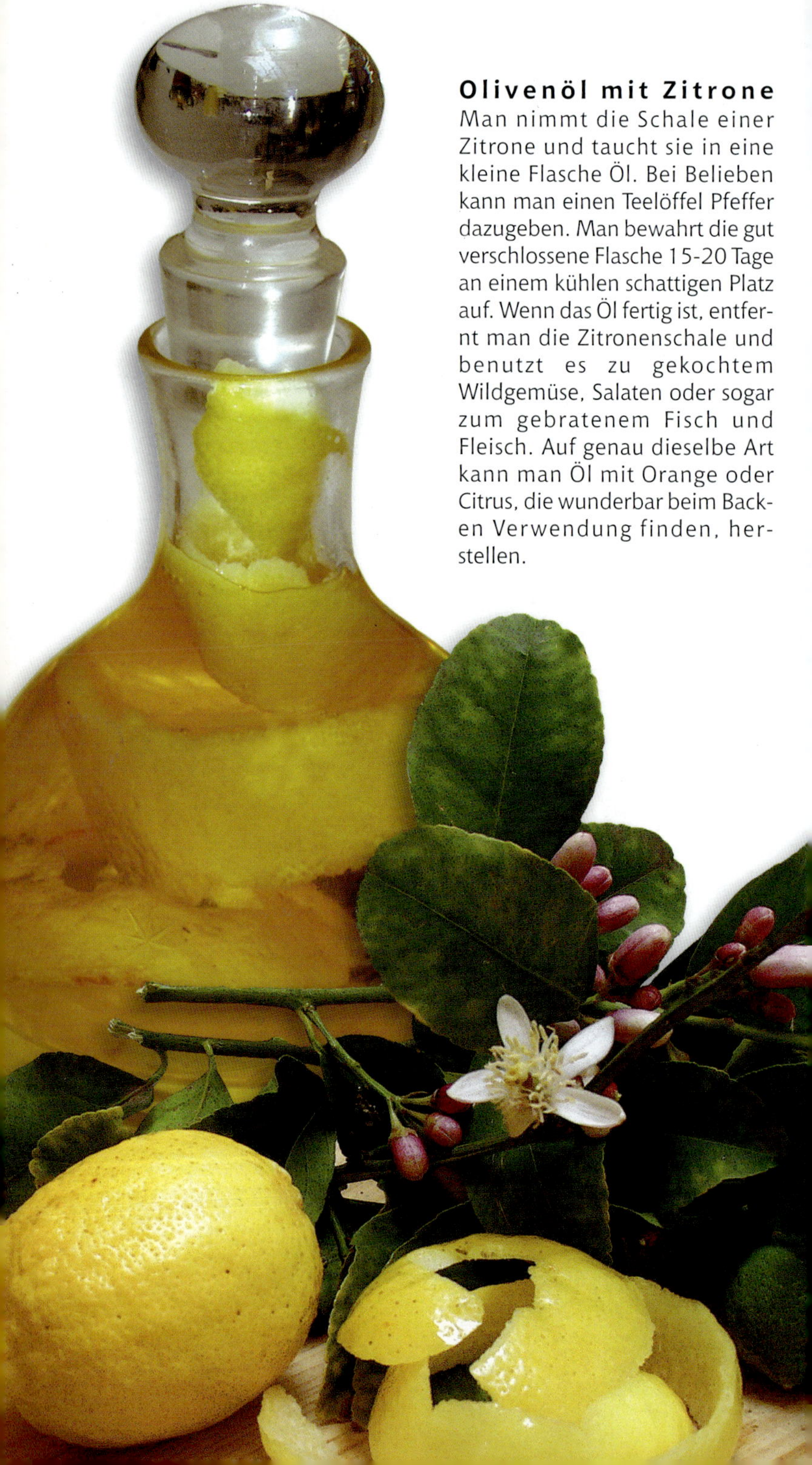

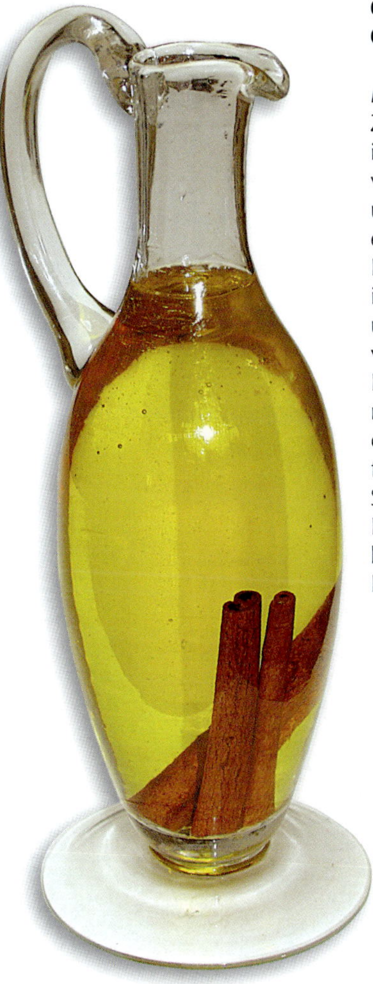

Olivenöl mit Oregano

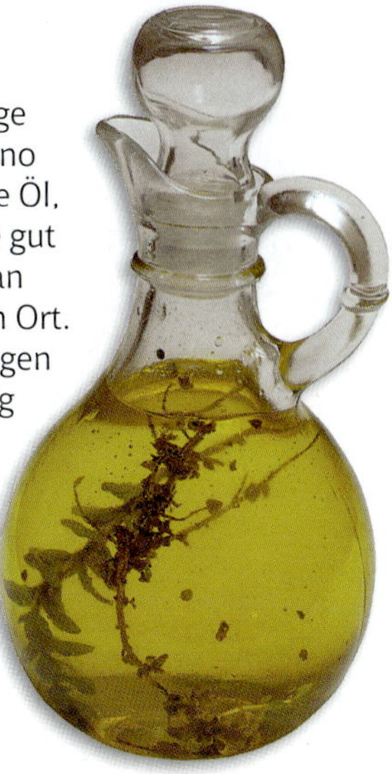

Man gibt einige Zweige Oregano in eine Flasche Öl, verschließt sie gut und stellt sie an einen dunklen Ort. In wenigen Tagen ist das Öl fertig und kann in vielen Fällen benutzt werden,z.B. für frische Salate, zu Fisch und gebratenem Fleisch.

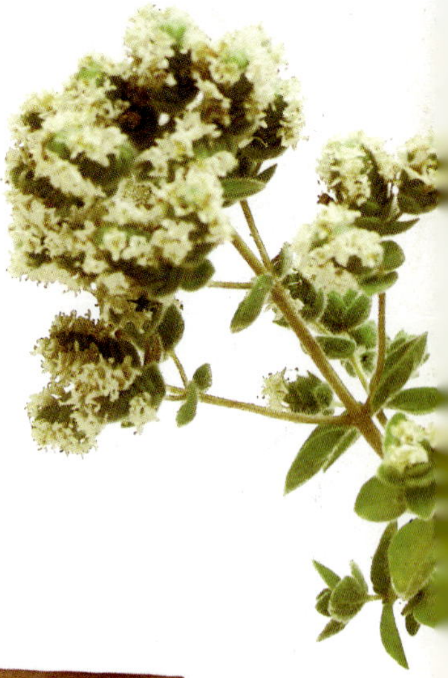

Olivenöl mit Zimt und Nelken
Dieses Öl findet beim Backen wunderbare Anwendung und ist sehr leicht zuzubereiten. Man gibt in eine Flasche Öl 1-2 Zimtstangen und 5-6 ganze oder zerstampfte Nelken. In etwa10 Tagen ist das Öl fertig.

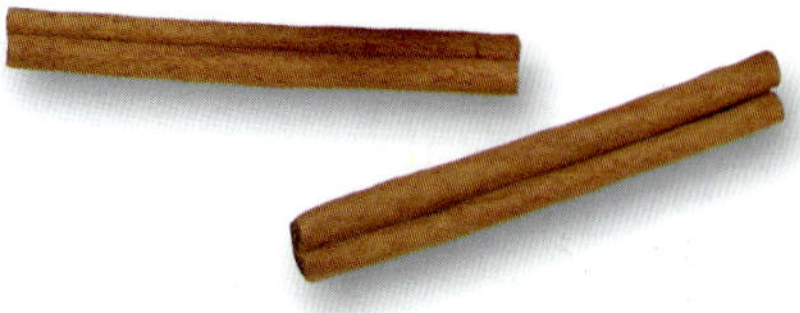

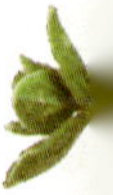

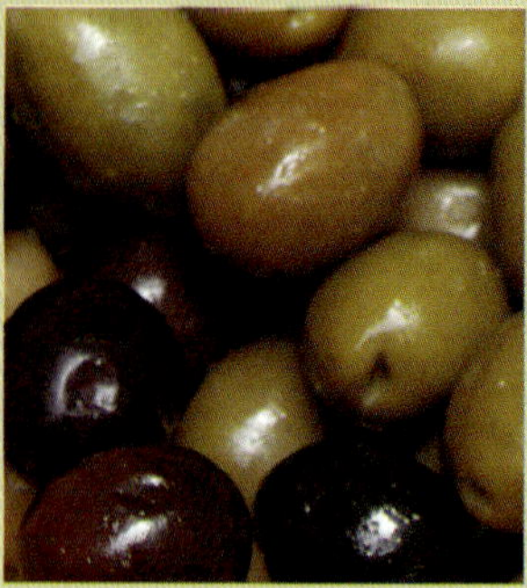

SPEISEOLIVEN

Die Menge der Oliven in Kreta und den übrigen olivenerzeugenden Gegenden Griechenlands konnte nicht anders als zur geschmacklichen Vertrautheit mit diesem Produkt zu führen, sowie zur Entwicklung verschiedener Zubereitungsarten, so daß die Oliven für lange Zeit aufbewahrt werden können und zu jedem Geschmack passen. Die Oliven sind auf dem kretischen, aber auch allgemein auf dem Tisch des Mittelmeerraums absolut unentbehrlich. Eswerden große Mengen konsumiert, und die Mehrzahl der Hausfrauen versucht, die Oliven, die für ihren Haushalt für ein Jahr nötig sind, selbst zuzubereiten. Die Oliven begleiten alle Gerichte, und oft betrachten sie die Kreter zumindest als unentbehrlich zur geschmacklichenAbrundung. Über die geschmackliche Vertrautheit, die die Oliven auf jedem Tisch unverzichtbar macht, hinaus muß erwähnt werden, daß zu früheren Zeiten der verbreitete Konsum der nahrhaften Oliven Ergebnis finanzieller und praktischer Gegebenheiten war. Wenn die finanziellen Schwierigkeiten und die Armut keinen Luxus erlaubten, waren einige Oliven und ein bisschen Brot genug, ganze Familien zu ernähren. Außer der Armut führten aber auch praktische Gründe zu ihrem Konsum. Die kretischen Hausfrauen blieben in der Regel fast nie zu Hause, sondern arbeiteten auf den Feldern genauso hart wie die Männer, mit Feldarbeiten, Versorgen der Tiere und anderen Tätigkeiten, die es ihnen nicht erlaubten, stundenlang im Haushalt tätig zu sein. So waren die Oliven, für deren Vorhandensein sie immer sorgten,und das Brot die wesentlichen Speisen, die die Kinder und auch sie selbst vorfanden, wenn sie am Abend ins Haus zurückkehrten. Wie stark die Olive mit unseren Ernährungsgewohnheiten verbunden ist, wird auch aus der Tatsache deutlich, daß in allen Fastenzeiten der Orthodoxie trotz des Verbots des Ölgenusses die Oliven die erste Stelle unter den Fastengerichten einnahmen. So erklärt sich auch der enge Zusammenhang der Klöster mit riesigenOlivenhainen. Eine der wesentlichen Aufgaben jedes Klosters und jedes einzelnen Mönches war die Sicherstellung der Bedürfnisse an Oliven für das ganze Jahr. Daher waren die Reisenden des 15. und 16.Jh., die den heiligen Berg Athos besuchten, überrascht von der alltäglichen Nahrung der Mönche, die auf jeden Fall gesalzene Oliven umfasste. Die

Qualitätder Oliven und besonders jener, die als Speiseoliven vorgesehen sind, ist von vielen Faktoren beeinflußt, wie dem Klima, dem Boden, den Wetterverhältnissen während der Reife, derAnbauart und sowieso auch der Ernte. So wird als sicher angesehen, daß für qualitätsvolleOliven ein kalkhaltiger Boden, reich an Kalium und Phosphor unbedingte Voraussetzung ist, so daß Düngungen, die den Geschmack negativ beeinflussen weitgehend ausbleiben können. Außerdem spielen die Wetterverhältnisse während der Reifephase der Oliven eine bedeutende Rolle für ihre Qualität. So verursacht z.B. Regenmangel ein Einschrumpfen der Frucht, was sie als Speiseolive nahezu ungeeignet macht. Schließlich spielt die Olivenernte, d.h. ihre Epoche aber auch der Ort eine entscheidende Rolle. Die Ernte der grünen Speiseoliven beginnt in der Regel in den letzten zehn Septembertagen und ist Mitte November zu Ende. Da die Reifung jedoch von vielen Faktoren abhängt, wie dem Anbau, den Wetterverhältnissen, der Menge u.a., ist eine Abweichung vom o.g. zeitlichen Rahmen nicht ausgeschlossen. Wie sich die Sache auch verhalten mag und unabhängig davon, wann die Frucht schließlich reift, ist die enge Verfolgung von Bedeutung, so daß in den richtigen Reifestadien geerntet wird, da verfrühte oder verspätete Ernte eine Minderung der Qualität der Speiseoliven mit sich bringt. Die grünen Speiseoliven müssen demnach geerntet werden, sobald sie eine grüngelbe Farbe bekommen, eine glatte und glänzende Oberfläche haben und so hartsind, daß sie beim Drücken Saft ausscheiden. Die schwarzen Oliven werden später geerntet als die grünen, also etwa ab Mitte Oktober und während des gesamten Winters. Das wesentliche Charakteristikum, um gute schwarze Speiseoliven zu erzielen, ist die tintenschwarze Schale und das Fleisch bis fast zum Stein. In keinem Fall dürfen sie überreif sein, da sie sonst weich werden und

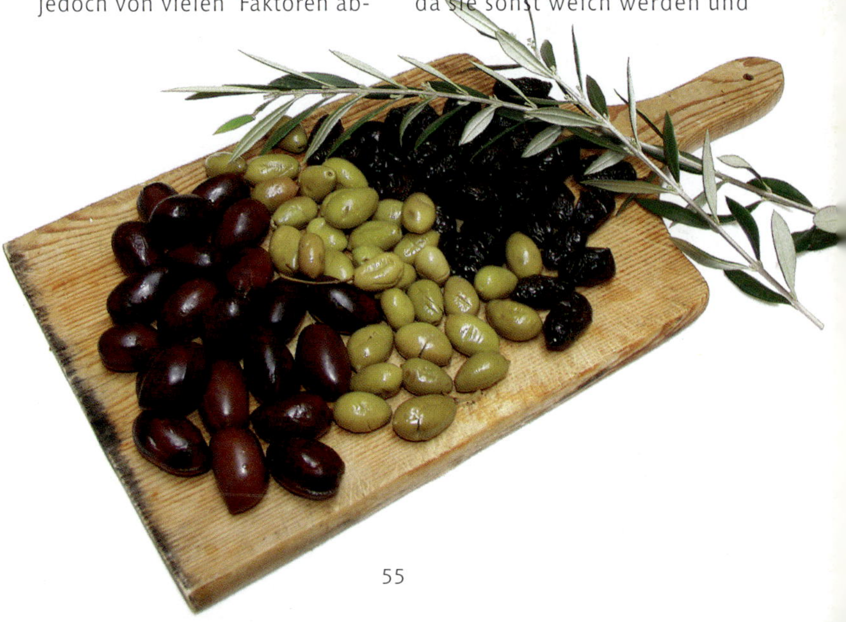

somit von geringer Qualität. Außer der Erntezeit kommt für die Qualität der Speiseolive der Art und Weise, wie sie geerntet wird, eine Schlüsselrolle zu, die so sein muß, daß die Oliven nicht beschädigt werden. Die geeignetste, wenn auch nicht sehr ergiebige Art ist die Ernte durch Pflücken mit den Händen, wodurch die Verletzung der Olivenund der Triebe verhindert wird und die Möglichkeit der Auswahl schon während der Erntegeboten wird. Da dieser Prozeß mit höheren Kosten verbunden ist, zieht man in der Regel die Ernte durch Herunterschlagen vor. In diesem Fall legt man Netze auf dem Boden aus, und mit Hilfe eines Holzstabs oder einer Maschine bringt man die Oliven zum Abfallen. Dabeimüssen die Schläger sehr vorsichtig sein, um der Frucht keine Beschädigungen zuzufügen, da die Oliven als Speiseoliven vorgesehen sind. Wenn die Ernte auf die eine oder andereWeise vollzogen ist, folgt ihre Sammlung und ihr Transport zum Ort der Zubereitung.

Die Art der Olivenzubereitung unterscheidet sich auch heute nicht von der, die unsere Großmütter angewandt hatten. Weil die Olive vom Altertum bis heute nie aufhörte konsumiert zu werden, sind die Zubereitungsarten durch alle Zeiten fast unverändert geblieben. In Kretadienen alle Arten als Speiseoliven, egal ob sie einen großen oder kleinen Stein haben, reich an Fruchtfleisch sind oder nicht.

Die Speiseoliven werden wie gesagt in zwei Kategorien unterschieden, die grünen, die fastunreif geerntet werden, und die schwarzen, die reif geerntet werden. In jedem Fall ist die üblichste Art, ihnen den bitteren Geschmack zu entziehen, die mit Salz. Die einzigen Oliven,die keinen Bittergeschmack haben, sind die sogenannten "Chourmades", jene also, die auf dem Baum reifen, gewaschen werden und zum Essen fertig sind. Natürlich müssen auch sie, wenn sie nicht gleich konsumiert werden, in Salz oder Öl gelegt werden. Im folgenden einige der verbreitetsten Zubereitungsarten von Speiseoliven:

Schwarze Oliven mit Salz

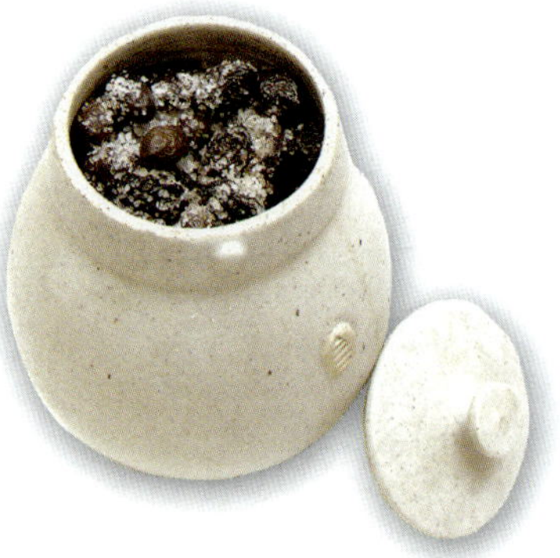

Um diese Oliven zuzubereiten, sammelt man ziemlich reife Oliven. Anschließend wäscht man sie, lässt sie trocknen, am besten in der Sonne, und schichtet sie abwechselnd mit grobem Salz in einem Verhältnis 1 zu 3 für etwa einen Monat in Körbe. Sie werden jeden Tag vermischt. Wenn die Oliven ihren Bittergeschmack und ihren Saft verloren haben, lagert man sie in Tongefäßen.

Schwarze Oliven in Salzlauge

Man erntet sie Oliven, sobald sie reif sind, also ihre tintenfarbige Schale bekommen und noch fest sind. Man wäscht sie gut, um alle Fremdkörper zu entfernen, und legt sie in einen Holz- oder Plastikbehälter, den man mit Salzlauge füllt. Auf die Oliven legt man ein Gewicht,damit sie sicher ganz in der Salzlauge liegen. Von Zeit zu Zeit fügt man etwas Salz hinzu, durch das die Mikroorganismen getötet werden, aber bei zu großer Menge Salz besteht dieGefahr, daß die Oliven einschrumpfen. Dieser Prozeß dauert 2 bis 6 Monate, und wenn die Oliven ihren Bittergeschmack verloren haben, gibt man sie zur Lagerung in eine dünnere Salzlauge.

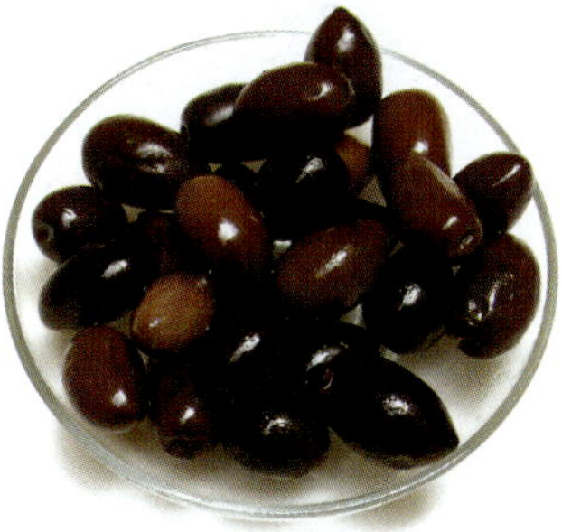

Schwarze Oliven mit Essig

Man sammelt glatte und schwarze Oliven, sobald sie reif sind und eine dunkelblaue Farbehaben. Man wäscht sie gut, füllt sie in ein Gefäß zusammen mit Öl, Salz und Essig in gleichen Mengen in einem Verhältnis 1 zu 15 (z.B. 15 kg Oliven + 1 kg Salz + 1l Öl + 1 l Essig).Man füllt das Gefäß mit Wasser auf und lässt die Oliven, bis sie ihren Bittergeschmack verlieren. In etwa 10 Tagen sind die Oliven fertig und können aus demselben Gefäß langsam konsumiert werden.

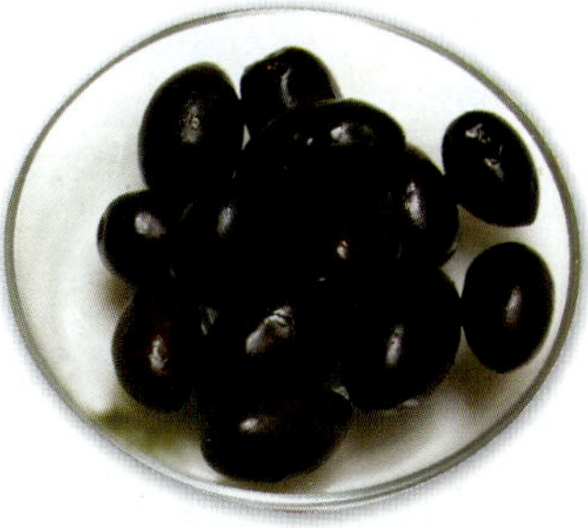

Kalamon - Oliven

Für die Zubereitung der konkreten Art braucht man schwarze Oliven der Art Kalamon, dieman der Längsachse nach zweimal einschneidet und in Wasser legt, das man täglich wechselt, bis sie ihren bitteren Geschmack verloren haben. Nach 6-10 Tagen und nach einer Probe legt man die Oliven für 2-3 Tage in Essig ein. Wenn sie fertig sind, lagert man sie in Gefäßen mit dünner Salzlauge.

Grüne eingeschnittene Oliven

Man wählt große feste grüne Oliven aus und schneidet sie mit einem scharfen Messer odereiner Rasierklinge der Länge nach zweimal ein, ohne den Stein zu verletzen. Man legt sie für zehn Tage in Wasser, das man täglich wechselt, so daß sie ihren bit-

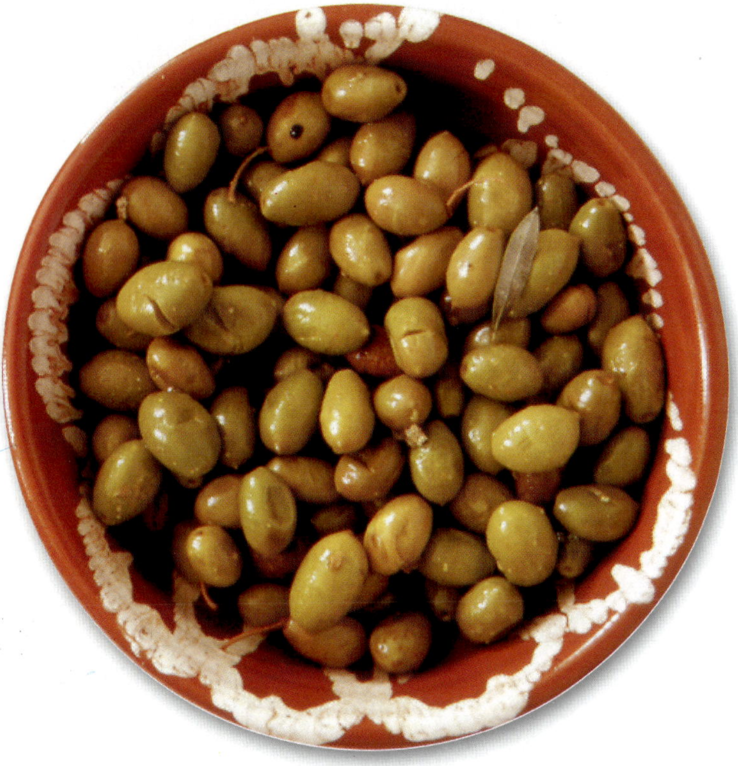

teren Geschmack verlieren. Wenn sie fertig sind, legt man sie in Salzlauge (wie die oben beschriebenen zerschlagenen) ein.

Grüne zerschlagene Oliven

Man erntet die Oliven, solange sie noch grün und fest sind, also zu Beginn des Herbstes.Man zerschlägt sie mit einem Stein oder anderem Werkzeug vorsichtig, daß man den Olivenstein nicht zerstört und legt sie für ca. 10 Tage in Wasser, damit sie ihren Bittergeschmackverlieren. Das Wasser muß täglich gewechselt werden. Sobald sie nicht mehr bitter sind, sind sie fertig zum Genuß. Wenn man sie lagern will, gibt man sie in eine Salzlauge, die folgendermaßen bereitet wird: Man legt ein ganzes rohes Ei ins Wasser und gibt so viel Salz dazu, bis das Ei an die Oberfläche steigt und ein etwa münzenstarker Teil des Eies unbedeckt bleibt. Dann ist die Salzlauge bereit. Man nimmt das Ei heraus und legt die Oliven zusammen mit einer Zitronenschale oder -scheibe hinein.

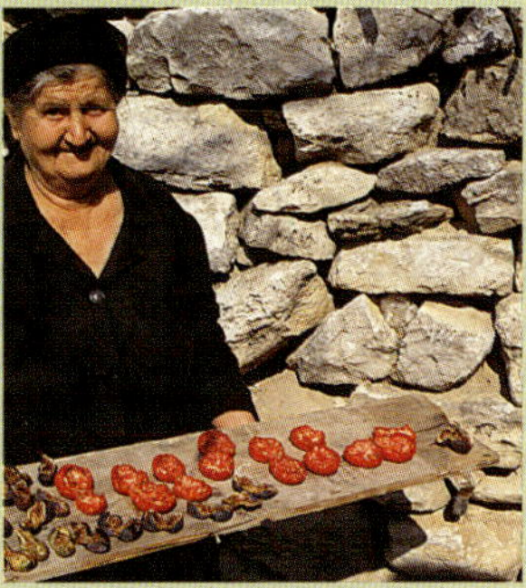

KONSERVIERUNG IN OLIVENÖL

Bevor die Tiefkühltruhe in der Küche Anwendung fand, aber vor allem bevor die verschiedenen Arten der Kultivierung aller Produkte zu jeder Jahreszeit entdeckt wurden, hatten sich die Menschen die Konservierung in Öl ausgedacht, um sich manche Produkte für alle Jahreszeite sicherzustellen, auch für solche, zu denen es sie nicht gab, und so sparsam zu sein,indem man sie dann, wenn sie in Mengen vorhanden waren, konservierte.

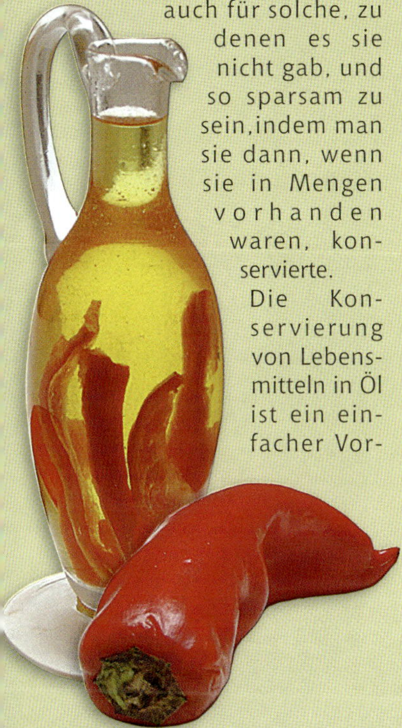

Die Konservierung von Lebensmitteln in Öl ist ein einfacher Vorgang, der anfänglich das Trocknen des Produkts in der Sonne oder im Backofen verlangt und anschließend seine Aufbewahrung in Glasgefäßen mit Öl, Essig und Salz. Das Toursi, wie man das in Öl konservierte Produkt nennt,stellt eine tolle Art der Bereicherung des alltäglichen Tisches mit allen möglichen Lebensmitteln dar und ist unabhängig von der Jahreszeit. Zum Beispiel kann man im Sommer verschiedene Gemüse, die es im Überfluß gibt, sammeln, in einem Topf kurz aufkochen und nach dem Erkalten in ein sauberes, trockenes Glasgefäß geben, das man mit Öl füllt. Dieses Gemüse - Toursi ist ein angenehmer Bissen, der bis in den Winter hinein hält. Auf dieselbe Art kann man rote Florina - Paprika einlegen, die unabhängig von der Jahreszeit eine angenehme Beilage zu jedem Essen sind. Man wäscht die Paprika gut, entfernt die Samen und gibt sie für 10-15 Minuten in den Grill oder kocht sie 2-3 Minuten, salzt sie und schichtet sie in ein sauberes, trockenes Glasgefäß, das man anschließend mit Öl auffällt. Nach Wunsch kann man auch 2-3 Knoblauchzehen dazugeben.

Die im Sommer im Überfluß vorhandenen Tomaten sind ein weiteres Produkt, das man in Öl konserviert und den ganzen Winter zur Verfügung hat. Das Tomatenmark wird folgendermaßen zubereitet: Die Tomaten, die sehr reif sein sollen, werden gut gewaschen und püriert.Man entfernt anschließend Schale und Samen und gibt das Püree in ein feines Sieb oder ein Tuch, bis es ganz abgetropft ist. In der Folge breitet man es in der Sonne aus oder legt es in den Backofen. Wenn das Mark fertig ist, füllt man es in ein Glasgefäß, füllt es mit Öl aufund verschließt es gut. Das Tomatenmark ist fertig und kann so für lange Zeit aufbewahrt werden.
Außer Gemüse lässt sich auch Käse sehr gut in Öl konservieren, dem man je nach Sorte verschiedene Gewürze oder aromatische Pflanzen beifügen kann, um verschiedene Geschmäcke mit großer Anwendungsvielfalt zu erzielen.

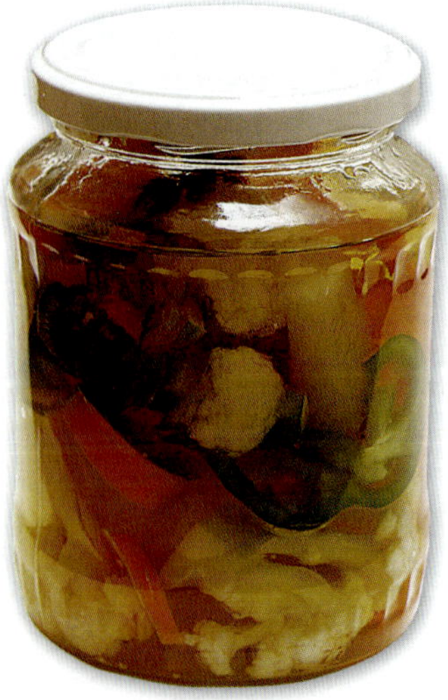

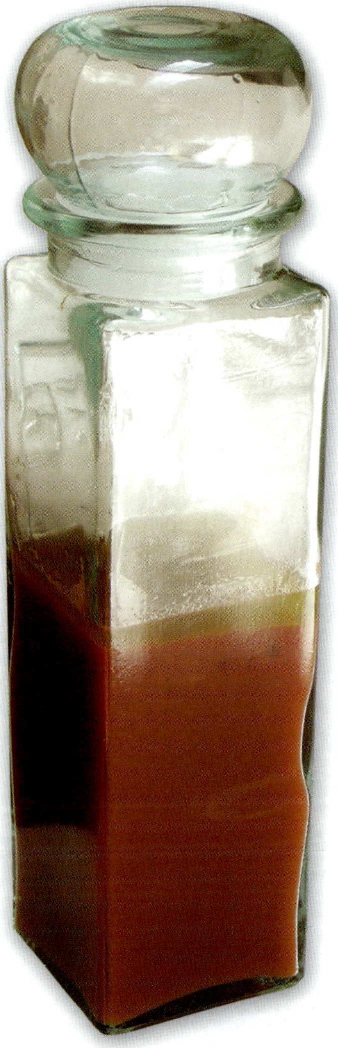

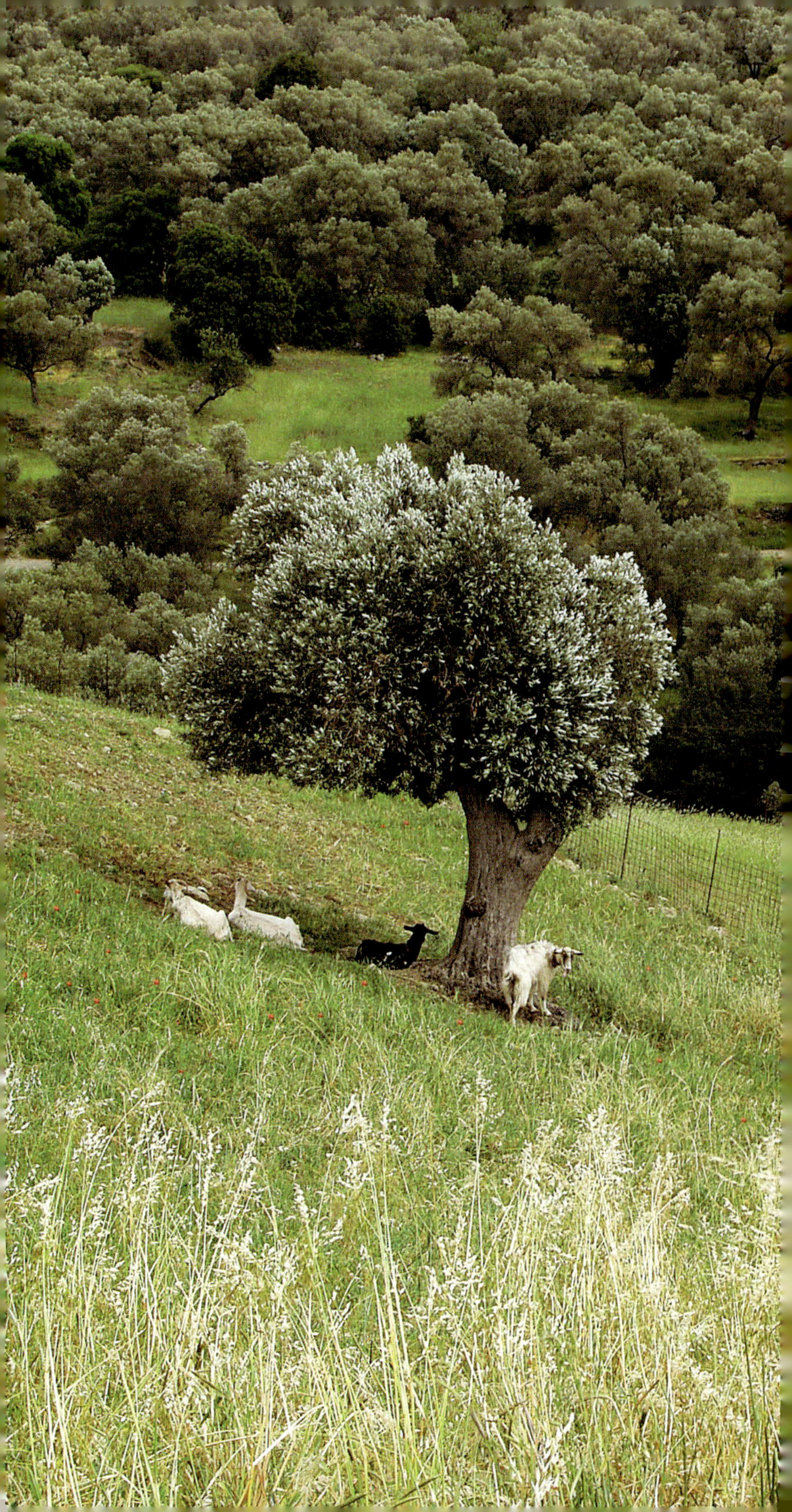

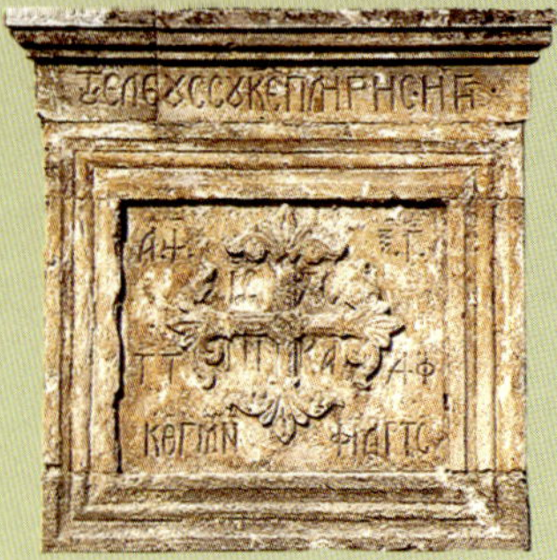

DAS OLIVEN MUSEUM IN KAPSALIANA RETHYMNON KRETA

In Rethymnon auf Kreta, im Gebiet um das historische Kloster Arkadi und die gleichnamige Gemeinde, befindet sich einer der größten Ölhaine nicht nur Kretas, sondern des gesamten Mittelmeerraums. Im selben Gebiet liegt die Siedlung Kapsaliana, die ein Gut des KlostersArkadi war, und unter ihren 15 Gebäuden befand sich auch die Ölmühle des Klosters. Bis 1958 war die Ölmühle in Betrieb und in der Siedlung wohnten 15 Familien, die sie leider in den darauf folgenden Jahren verlassen haben, woraufhin sie verlassen und dem Verfall preisgegeben war. Ihre Erklärung zu einer Siedlung von höchstem kulturellen Wert im Jahre 1955, aber auch die Mühe und Leidenschaft der Eigentümer führten zu ihrem Wiederaufbau, mit dem Ergebnis, daß man heute eine völlig restaurierte Siedlung aus der Zeit der venezianischen Fremdherrschaft bewundern kann. In diesem Rahmen konnte das Olivenmuseumkeine bessere Unterkunft finden als die Ölmühle des Klosters, die wahrscheinlich 1763 unter dem Abt Philaretos gebaut wurde. Dieser Raum ist zusammen mit der benachbarten privaten Ölmühle, dem Lagerraum, der Zelle des Mönches/Aufsehers und der kretischen Behausung ideal zur Information des Besuchers über die Oliven- und Ölerzeugung, aber auch die uralte heilige Beziehung des Menschen zum Ölbaum und zum Öl.

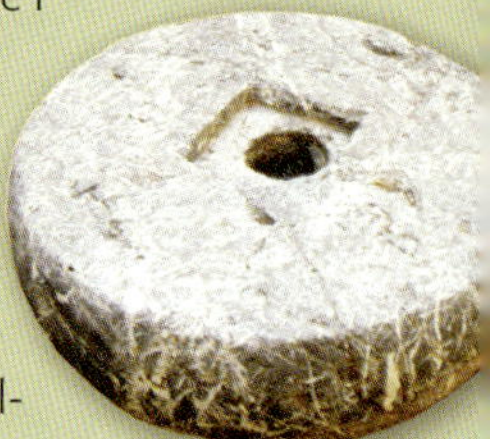

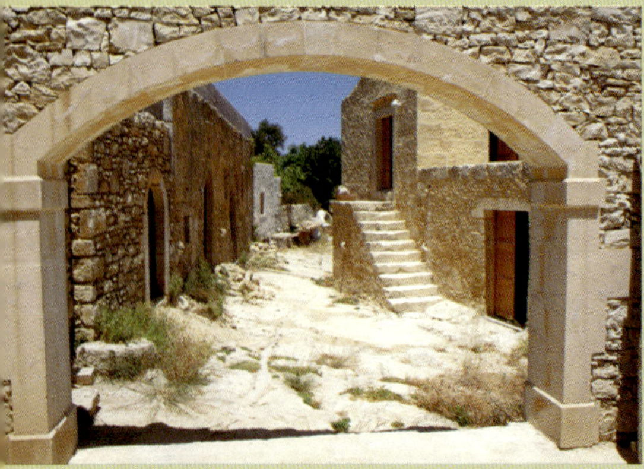

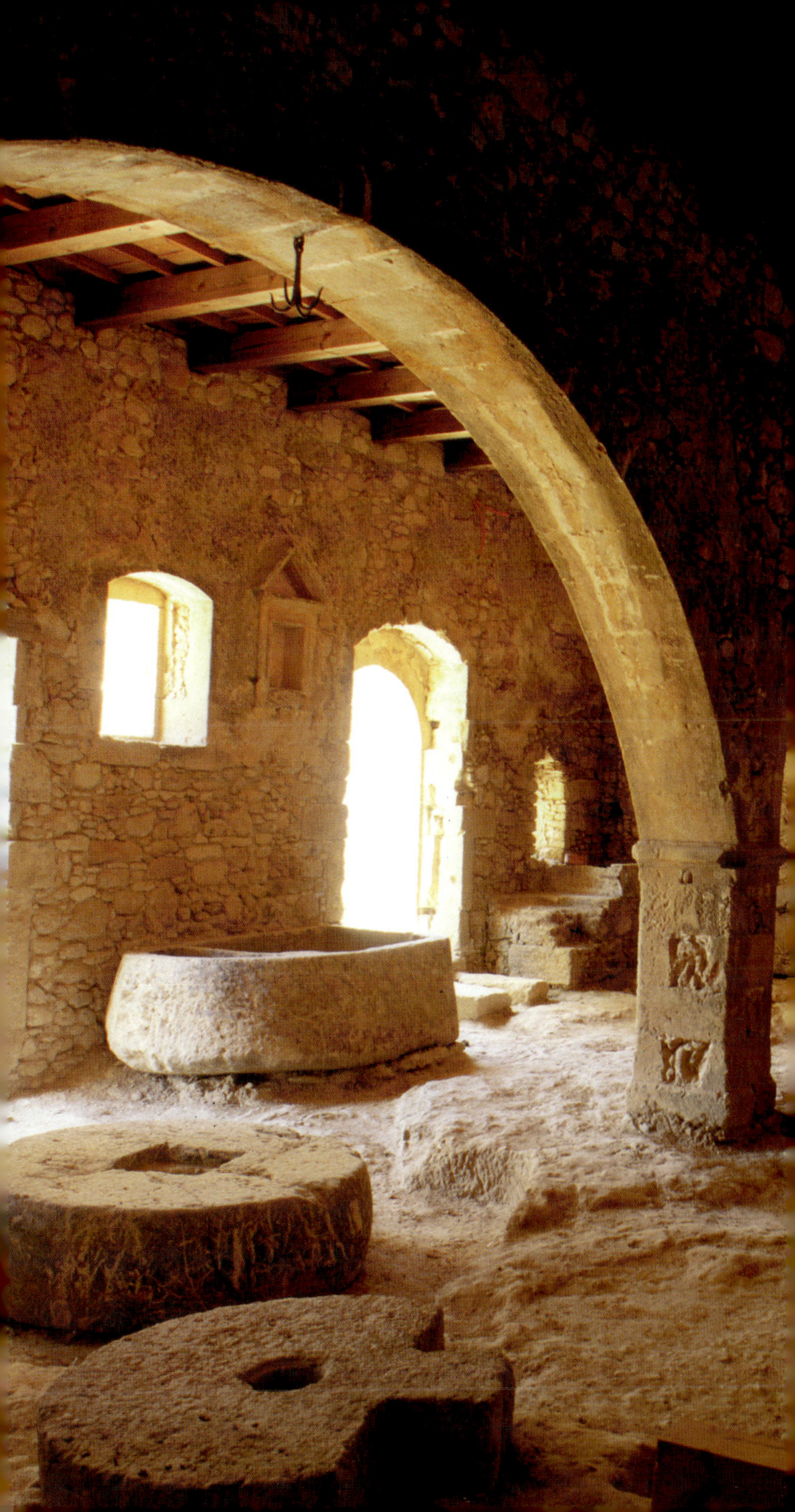

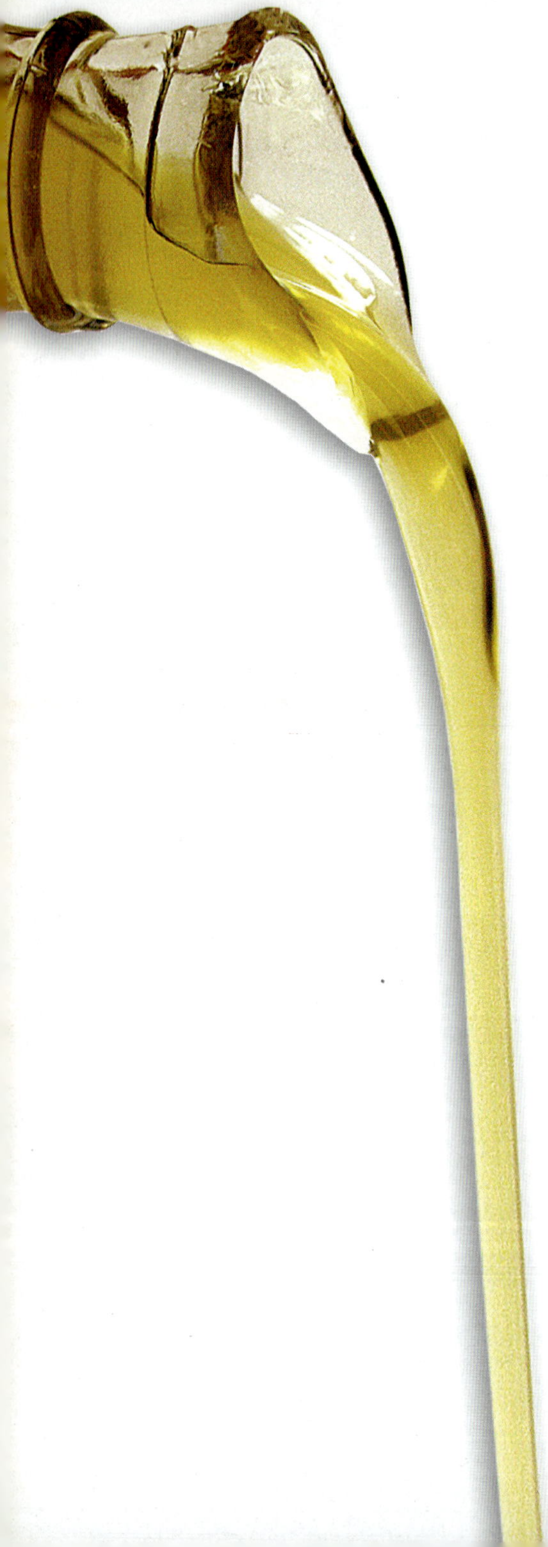

Salate

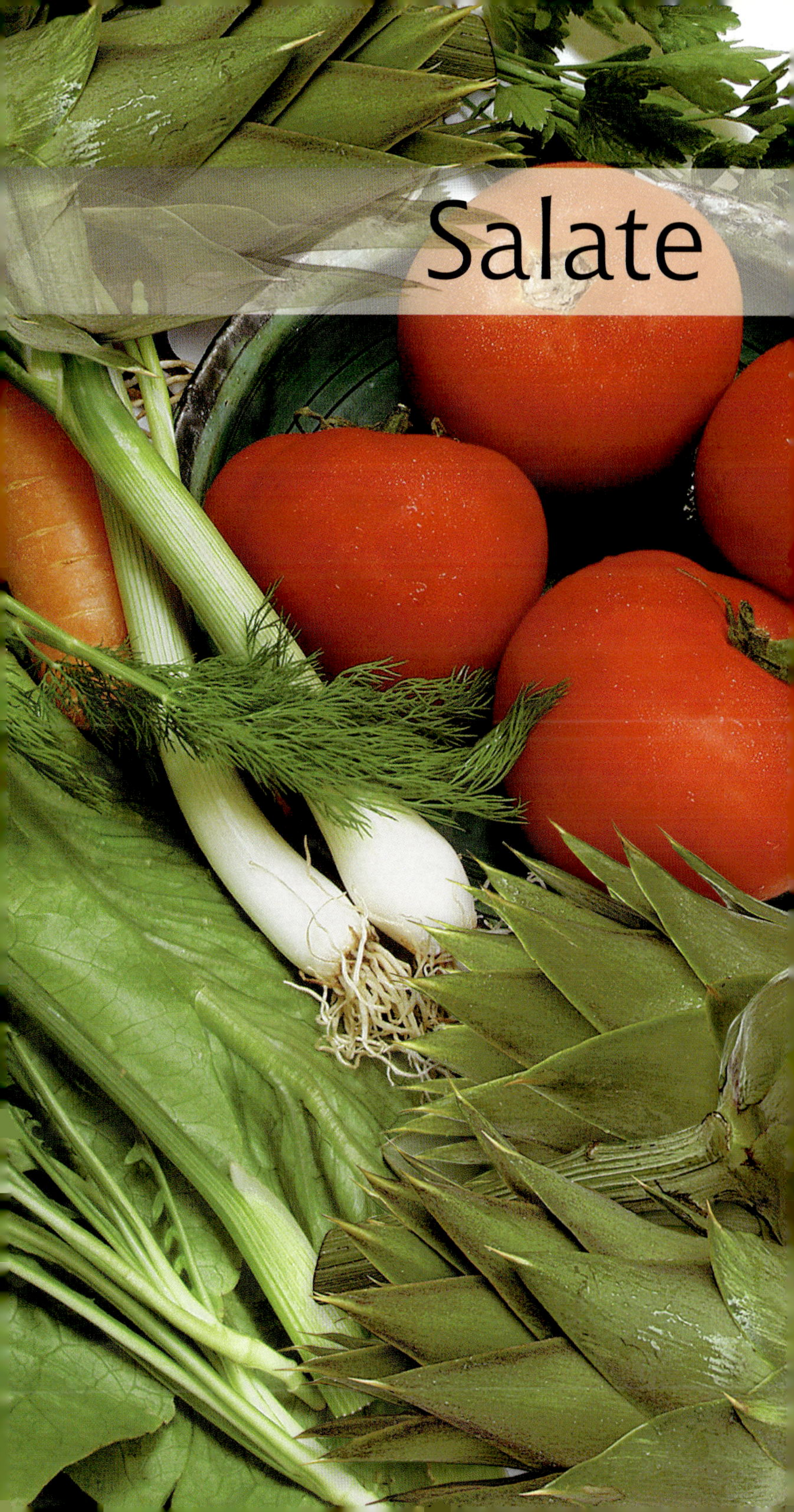

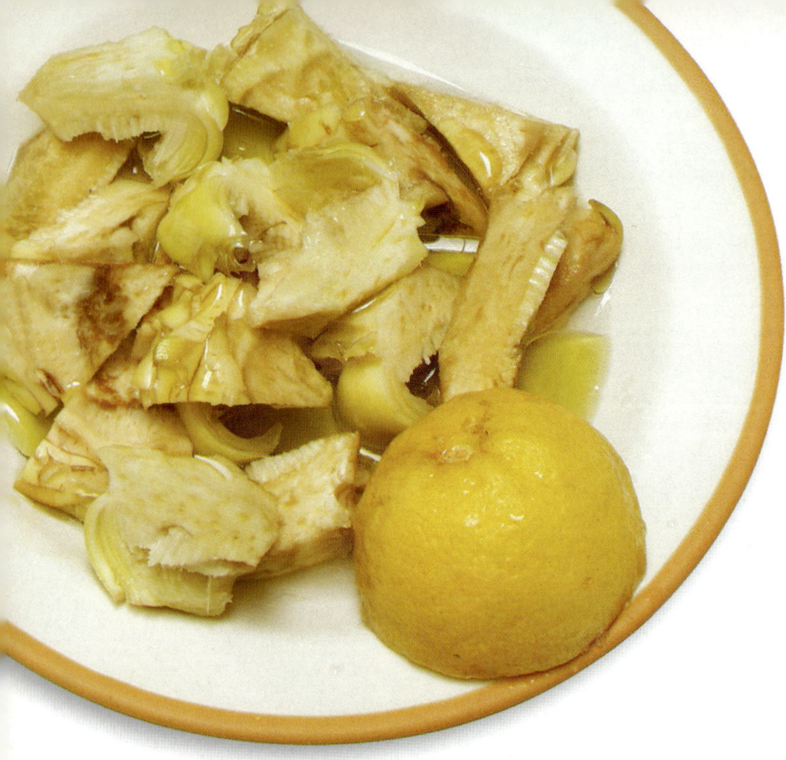

Artischockensalat

Kleine Artischocken
oder große geviertelt
Öl
Essig
Salz

Die Artischocken putzen, schneiden, wenn sie groß sind, und in eine Schüssel Wasser legen, damit sie nicht schwarz werden. Die Salzlauge wird folgendermaßen zubereitet: Man legt ein rohes Ei ins Wasser und gibt so viel Salz dazu, bis das Ei an die Wasseroberfläche steigt. Dann ist die Salzlauge gut.

Anschließend legt man die Artischocken hinein und lässt sie zugedeckt einen Tag stehen. Am nächsten Tag schüttet man die Salzlauge weg, legt die Artischocken in ein Glasgefäß und füllt Öl auf, bis sie bedeckt sind. Man serviert sie mit ein bißchen Zitrone oder Essig.

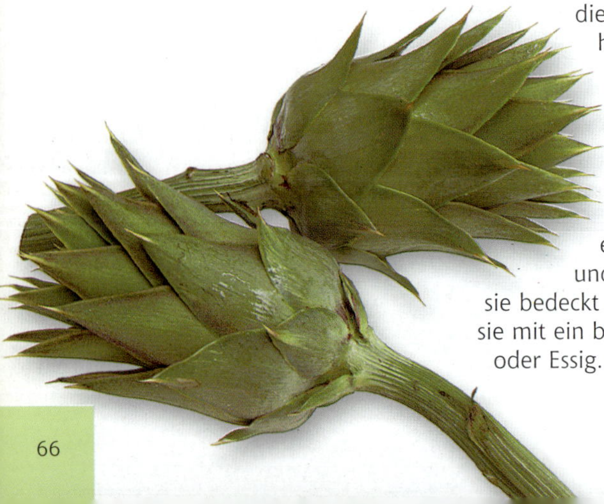

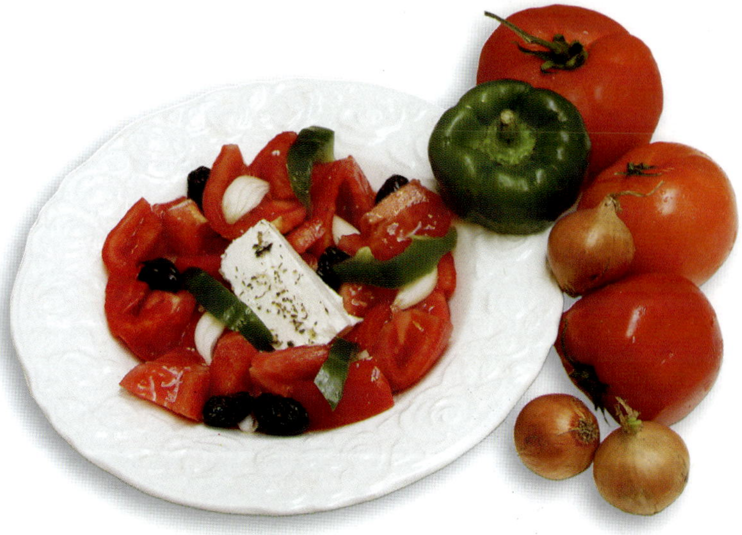

Bauernsalat (choriatiki)

1 Tomate
1 Gurke
1 Stück Schafskäse (Feta)
½ Zwiebel
Oliven Throumbes
2-3 EL Olivenöl
Salz

Die Tomaten und Gurken gut waschen und in kleine Stücke schneiden. In einen Teller legen und die geschnittene Zwiebel, den Käse, die Oliven und das Öl dazugeben. Man salzt und der Salat ist fertig. Man kann zur Geschmacksverbesserung ein bißchen Oregano auf den Feta - Käse streuen.

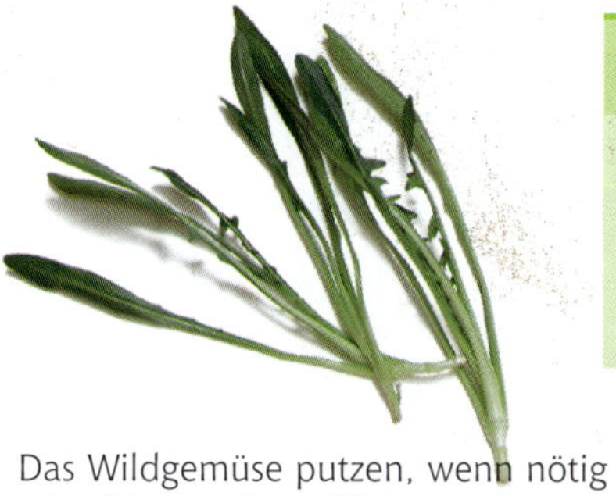

Wildgemüse - Salat

1 kg Wildgemüse
Salz
Zitrone
Olivenöl

Das Wildgemüse putzen, wenn nötig schneiden und sorgfältig waschen. Einen Topf mit reichlich Wasser aufstellen und wenn es kocht, das Wildgemüse hineinlegen. Nach etwa 20 Minuten ist es fertig. Vom Feuer nehmen, abtropfen lassen und leicht gesalzen kalt oder warm mit Zitrone und reichlich Olivenöl servieren.

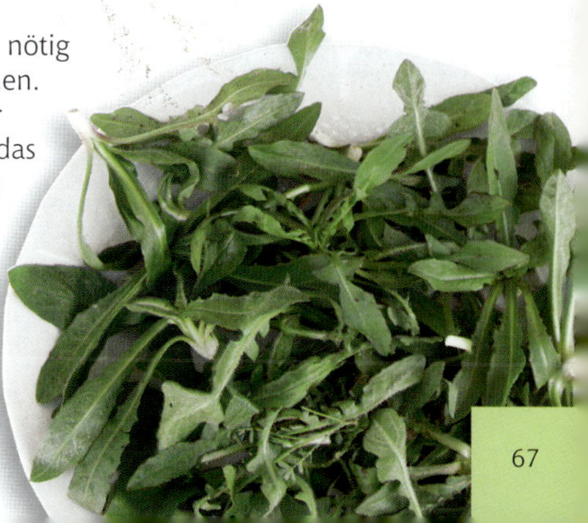

Kretische Dakos (Gersten - Zwieback)

1 kretischen Zwieback (Dakos)
1 Tomate
1 Stück Schafskäse (Feta)
2-3 EL Olivenöl
Salz
Zwiebel
Oregano

Den Zwieback wässern und anschließend mit einem sauberen Handtuch trocknen. Tomaten und Feta reiben und auf den Zwieback auftragen. Salz, Öl und Oregano darüber geben und nach Wunsch auch etwas geriebene Zwiebeln.

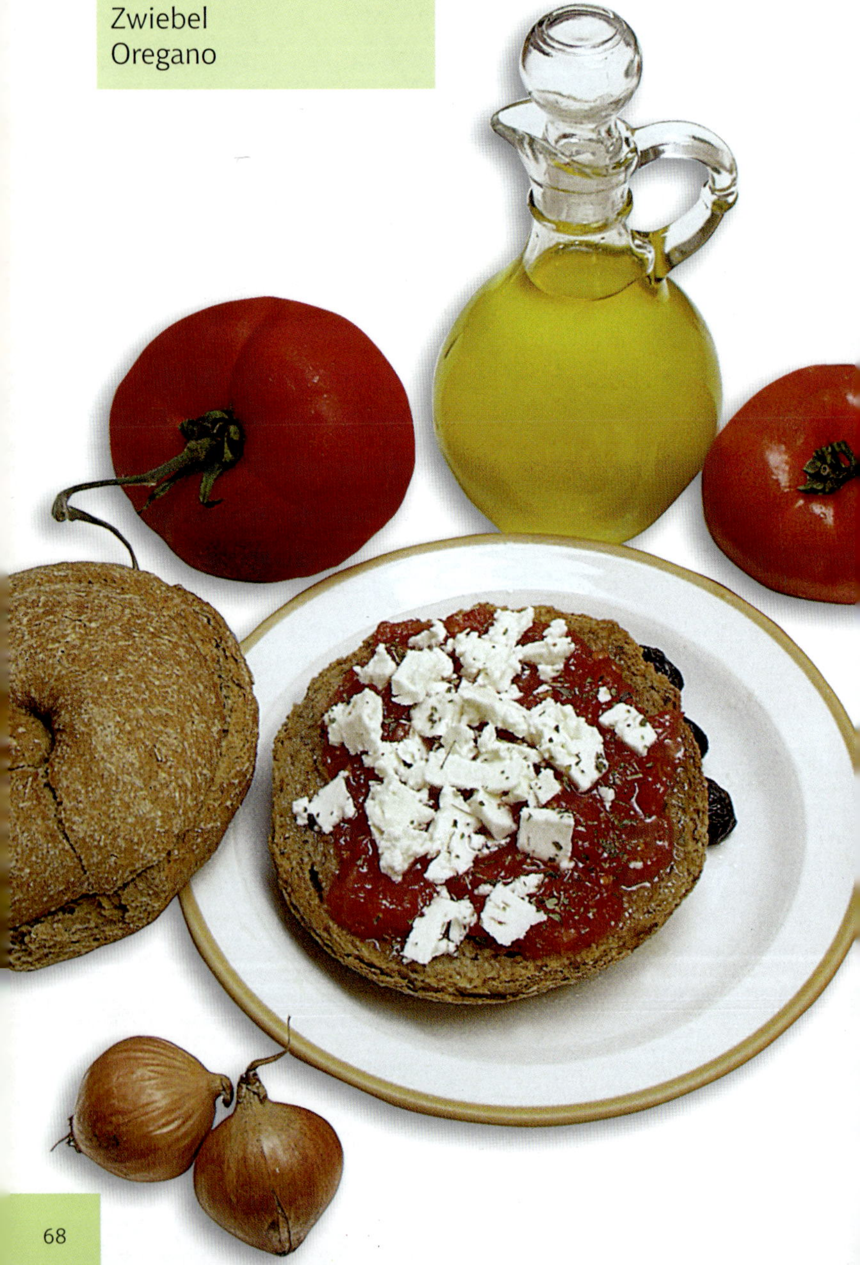

Rote Rübe - Salat

Rote Rübe
Öl
Essig

Die Roterüben putzen und in Salzwasser kochen. Wenn sie weich werden und fertig sind, nimmt man sie aus dem Wasser und schneidet sie in Scheiben oder viertelt sie der Länge nach. Man legt sie in eine Schüssel und bedeckt sie mit Öl und Essig.

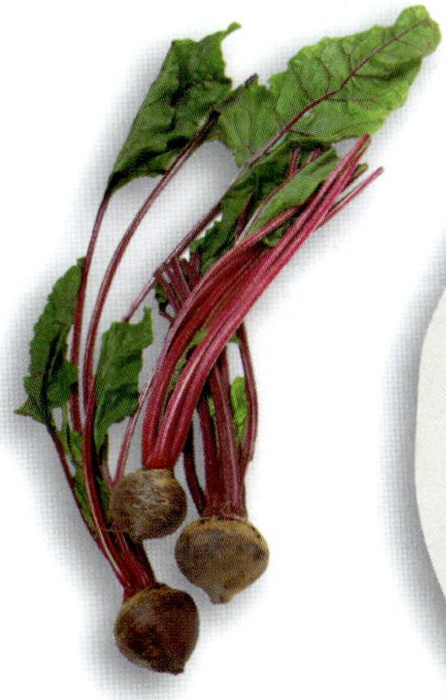

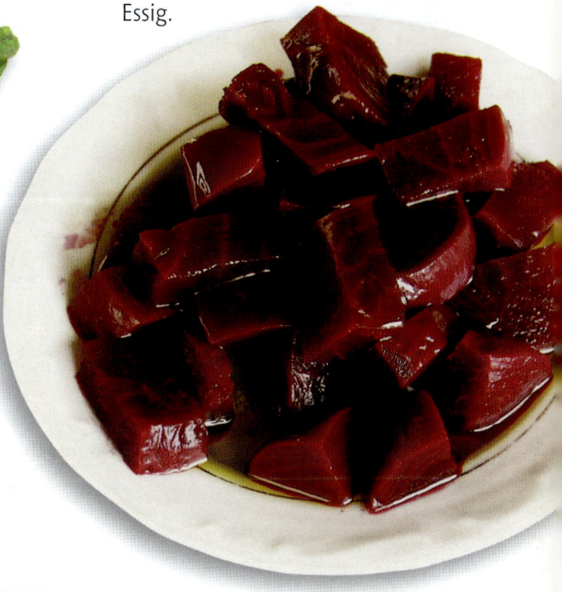

Hyazinthezwiebel (Askordoulaki)

1 kg Hyazinthezwiebel
Öl
Essig
Salz
Knoblauch

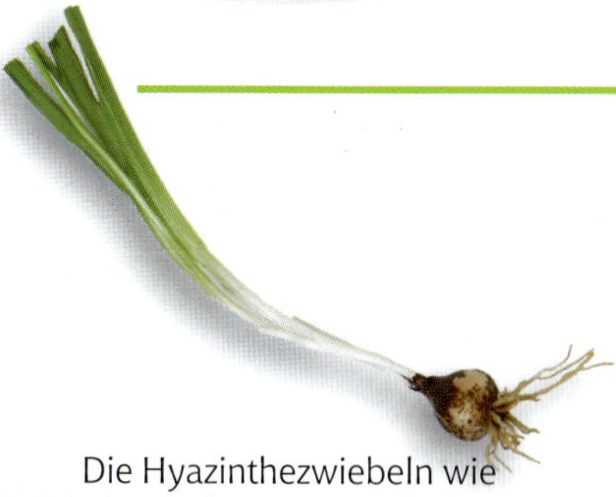

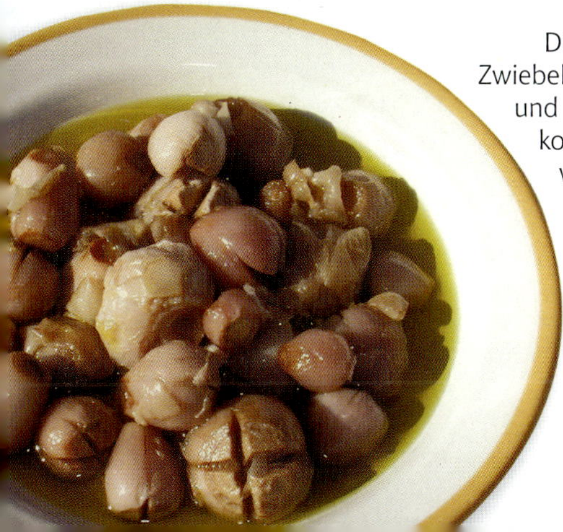

Die Hyazinthezwiebeln wie Zwiebeln schälen, gut waschen und in reichlich Wasser kochen. Das Wasser während des Kochens 2 bis 3 Mal wechseln. Wenn sie fertig sind, aus dem Wasser nehmen und zusammen mit Essig und Knoblauch in ein Glas füllen. Man serviert sie mit Öl, Essig und Salz.

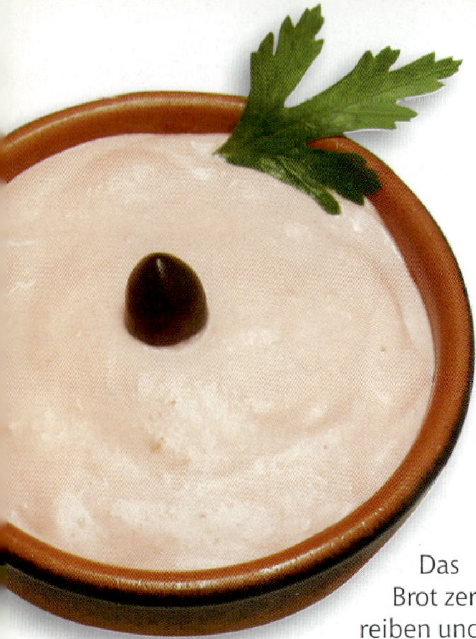

Fischrogenkreme

150 g Fischrogen
300 g trockenes Brot
4 EL Zitronensaft
1 Glas Olivenöl
2-3 Nüsse

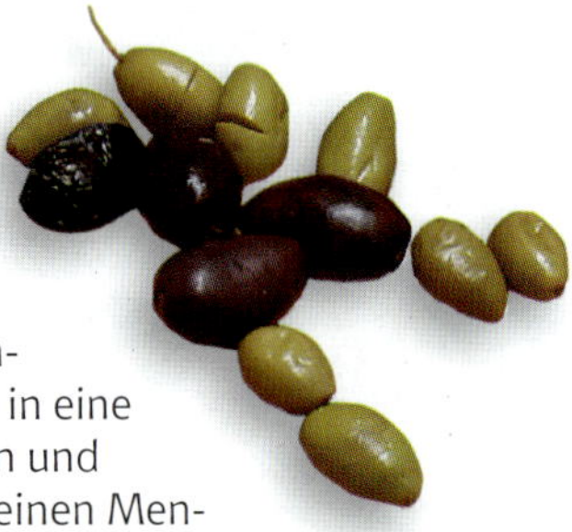

Das Brot zerreiben und zusammen mit den Fischrogen in eine Schüssel geben. Mit dem Mixer schlagen und dabei abwechselnd Öl und Zitrone in kleinen Mengen dazugeben, bis die Mischung weich und cremig wird. Bei Belieben kann man ein paar zerriebene Nüsse dazugeben und den Salat mit schwarzen Oliven garniert servieren.

Knoblauchsauce

6 Knoblauchzehen
1 Tasse vom Inneren des Brotes
Salz
Saft 1 Zitrone
2 TL Essig
1 Tasse Olivenöl

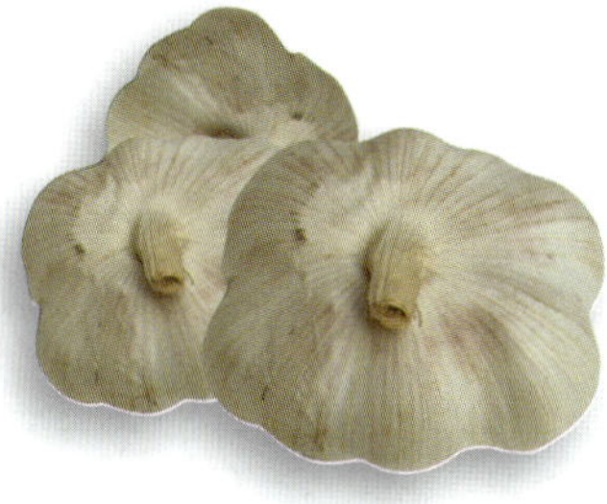

Den Knoblauch im Mörser zerreiben. Salz und etwas eingeweichtes Brot dazugeben. Langsam und abwechselnd Öl, Zitronensaft und Essig dazuleeren und gut schlagen, bis die Knoblauchsauce so weich wird, wie man sie sich wünscht.

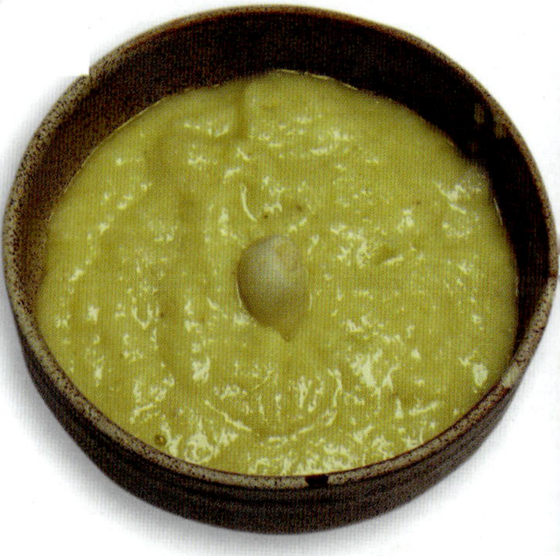

Saucen

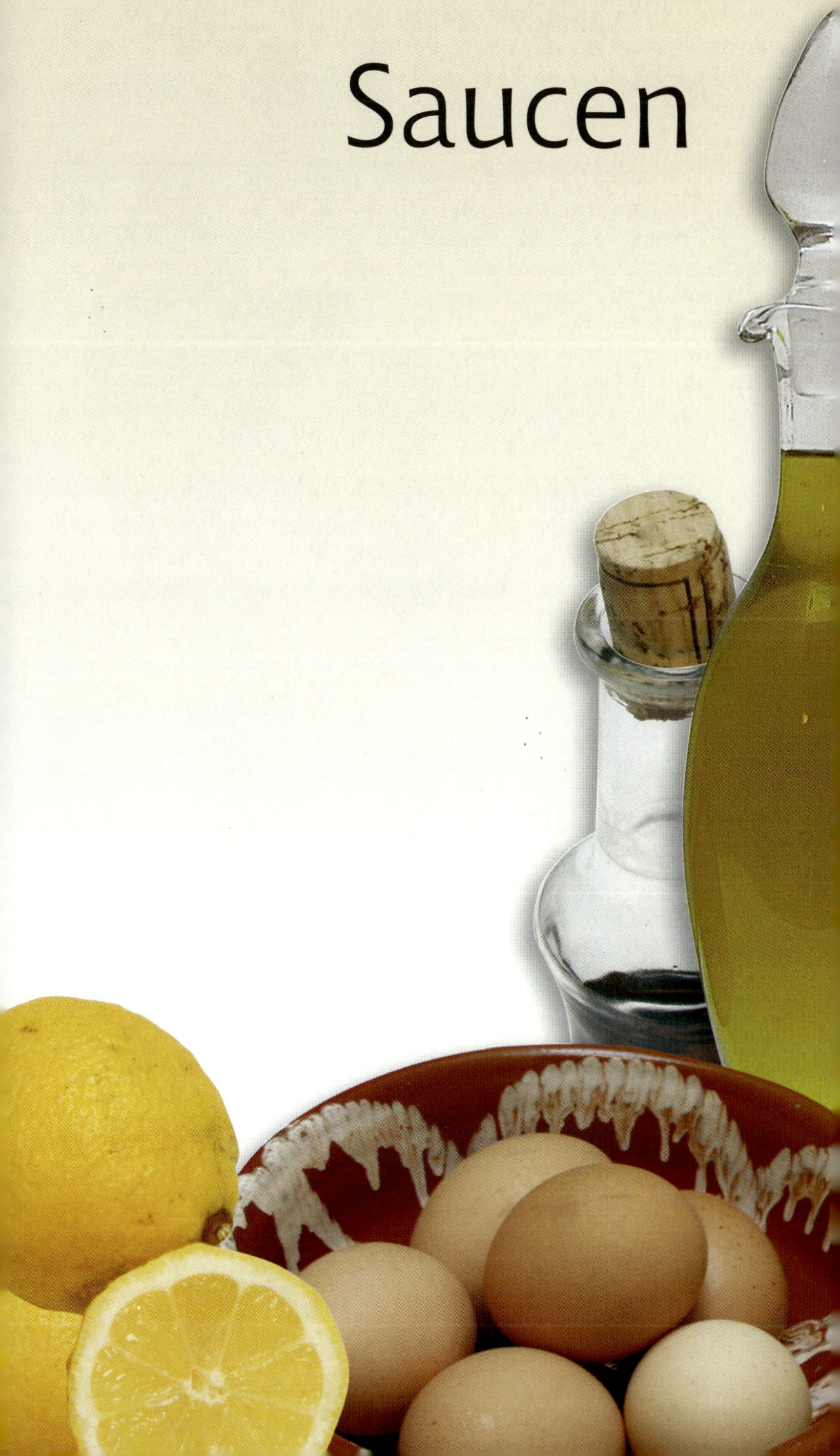

Öl - Essig Sauce

1 Tasse Olivenöl
½ Tasse Essig
Salz

Die Zutaten gut untereinander rühren und die Öl - Zitronen - Sauce ist fertig. Sie wird für Salate und gekochtes Gemüse verwendet.

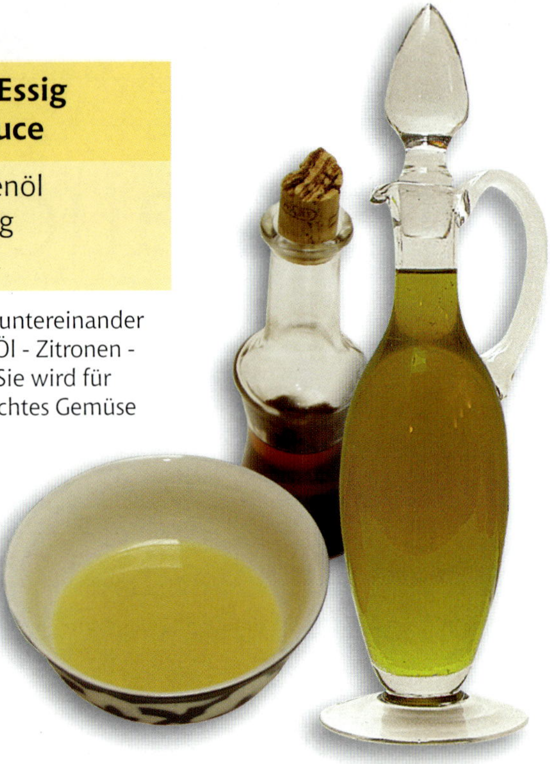

Zitronen - Öl Sauce

1 Tasse Öl
4 EL Zitronensaft
½TL Salz

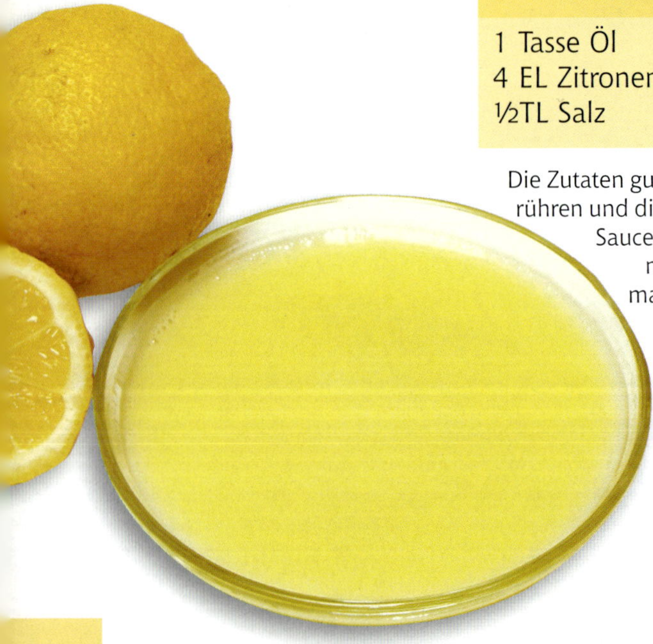

Die Zutaten gut untereinander rühren und die Zitronen - Öl - Sauce ist fertig. Wenn man sie pikanter machen will, kann man einen Teelöffel Senf dazugeben. Sie passt toll zu gegrilltem Fisch, Gemüse und Salaten.

Eier - Zitronen Sauce

2 Eier
Saft 1 Zitrone
1-2 Tassen Brühe

Die Eier schlagen und den Zitronensaft langsam dazugeben. Anschließend, ohne mit dem Schlagen aufzuhören, langsam etwas Brühe vom Essen dazugeben und die Sauce unter das Essen rühren.

Mayonnaise

1 l Öl
3/4 Tasse Zitronensaft
4 Eigelb
1 TL Salz

Eidotter mit Salz unter ständigem Rühren in eine Schüssel geben. (Wenn man mit der Hand rührt, sollte das immer in die gleiche Richtung erfolgen). Das Öl langsam dazugießen und sobald man fast die Hälfte des Öls hineingegossen hat, beginnt man abwechselnd das übrige Öl und Zitronensaft dazuzugeben. Wenn die Mayonnaise dick wird und somit fertig ist, füllt man sie in ein Glas und bewahrt sie im Kühlschrank auf. Sie wird zu Fisch serviert.

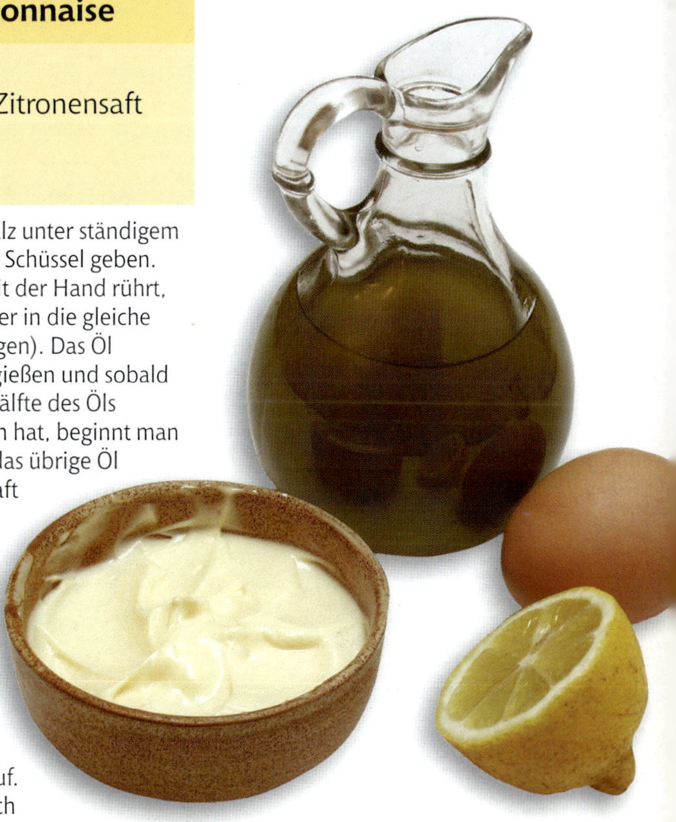

Bechamelsauce

1 l Milch
8 EL Speisestärke
3 Eier
Salz - Pfeffer
Muskatnuß
1 Mokkatasse Öl

Die Milch erwärmen. Etwas Milch in einen kleinen Topf geben und die Speisestärke darin auflösen. Die aufgelöste Speisestärke langsam in die warme Milch schütten, wobei man ständig umrührt. Salz, Pfeffer, Muskatnuß und das Öl dazugeben und weiterrühren, bis die Sauce eindickt. Vom Herd nehmen und die geschlagenen Eier darunterrühren.

Hülsenfrüchte

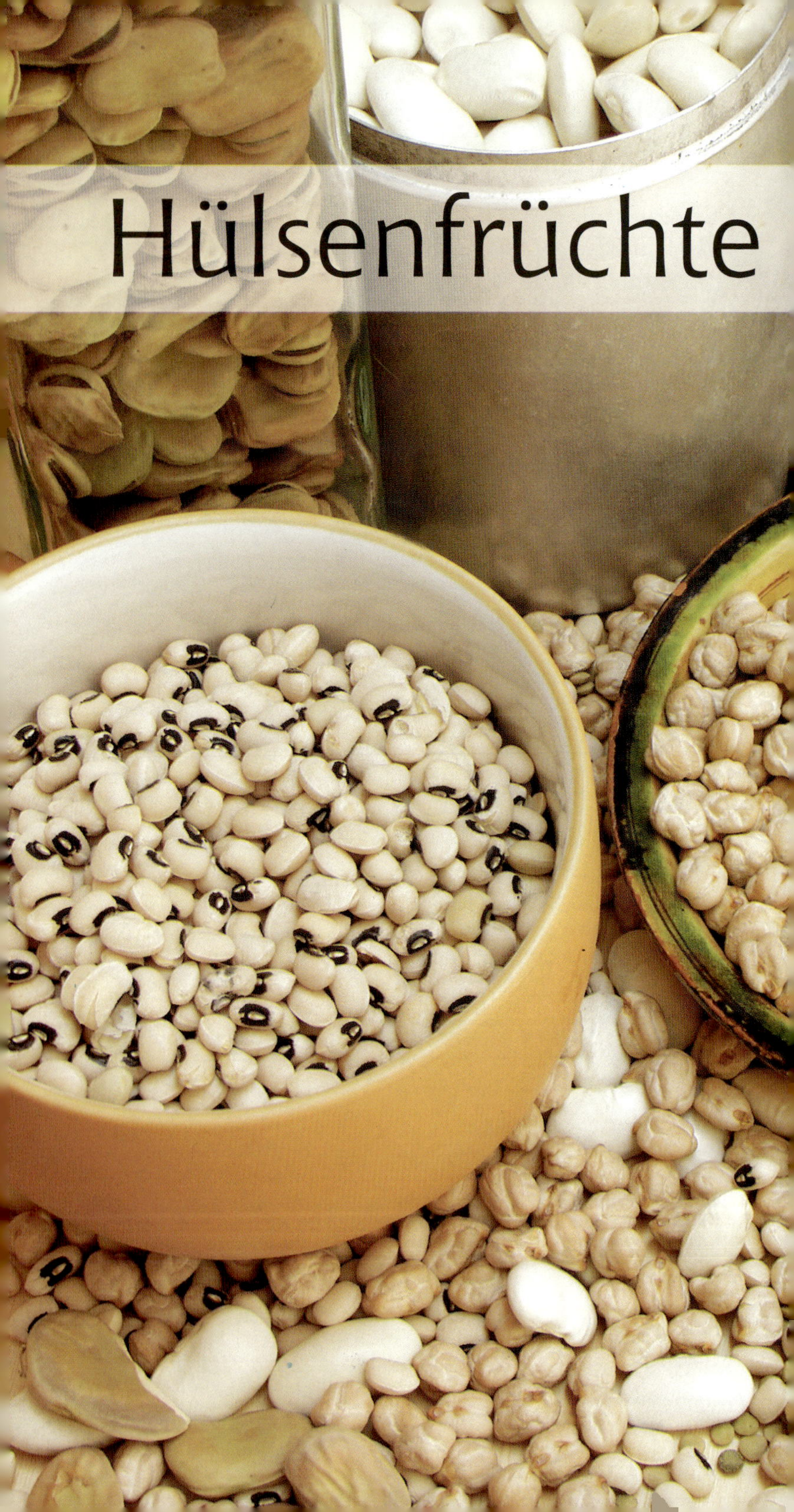

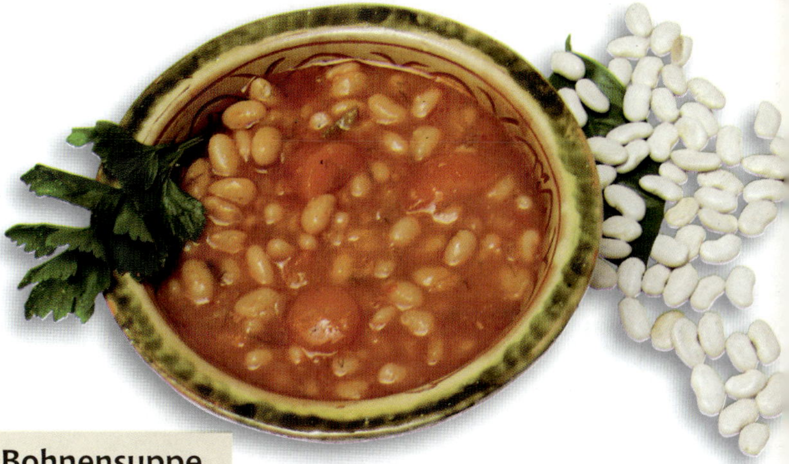

Bohnensuppe

½ kg Trockenbohnen
½ kg Tomaten
2 grüne Paprika
2 Karotten
2 Zwiebeln
2 Sellerieknollen
Salz - Pfeffer
1 Tasse Olivenöl

Die Bohnen am Abend zuvor zum Einweichen ins Wasser legen. Am nächsten Morgen das Wasser wechseln und die Bohnen etwa 15 Minuten kochen. Das Wasser erneut wechseln und die Zwiebeln, den Sellerie und die Paprika feingeschnitten, die Tomaten püriert, Salz, Pfeffer und Öl dazugeben. Weitere 20 Minuten kochen und anschließend die Karotten in Scheiben geschnitten dazugeben. Nach etwa 1 ½ Stunden das Essen vom Feuer nehmen.

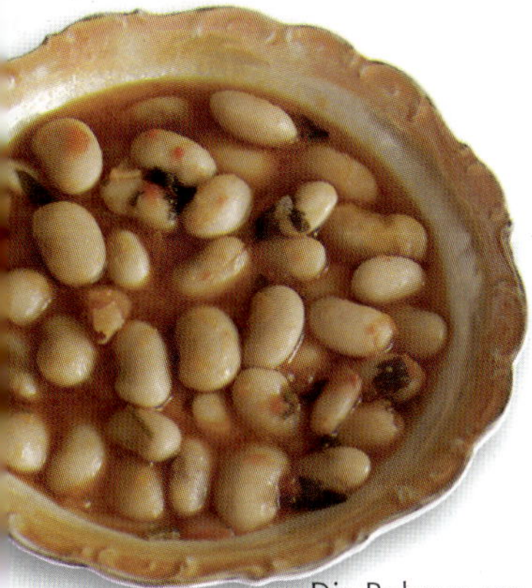

Riesenbohnen im Backofen

½ kg Riesenbohnen
1 Zwiebel
1-2 Knoblauchzehe
1 Bund Sellerie
2 Tomaten
1 TL Zucker
Salz - Pfeffer
1 Tasse Olivenöl

Die Bohnen am Abend zuvor zum Einweichen ins Wasser legen. Am nächsten Tag abwaschen, in einen Topf geben und mit Wasser für eine halbe Stunde kochen. Die klein geschnittene Zwiebel in Öl dünsten und den Knoblauch, den Sellerie, die Tomaten, Zucker und eine Tasse Wasser dazugeben. Die Sauce etwa eine halbe Stunde kochen. In der Folge die Riesenbohnen abseien, in ein Blech schütten und die Sauce mit Salz und Pfeffer darüber gießen. Für etwa 40 Minuten im Backofen braten.

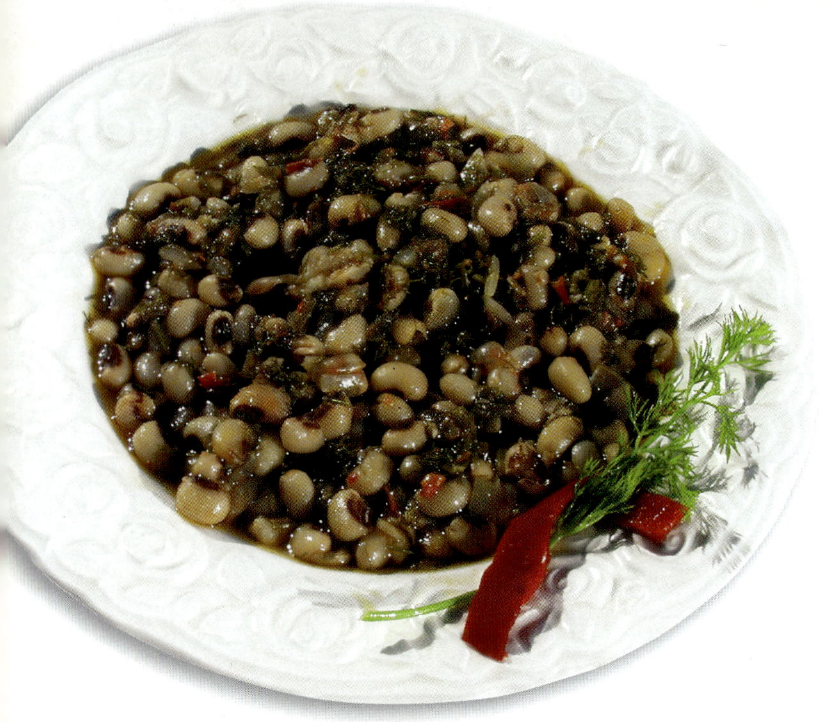

Trockene Laufbohnen mit Fenchel

½ kg trockene Laufbohnen
½ kg Tomaten
1 Bund Fenchel
1 Zwiebel
Salz - Pfeffer
1 Tasse Olivenöl

Die Bohnen etwa eine halbe Stunde mit Wasser kochen, vom Feuer nehmen und abtropfen lassen. Die Tomaten reiben, den Fenchel und die Zwiebel schneiden. In Öl die Zwiebel und den Fenchel dünsten. Die pürierten Tomaten und 2 Tassen Wasser dazugeben und ca. 20 Minuten bei mittlerer Hitze kochen lassen.

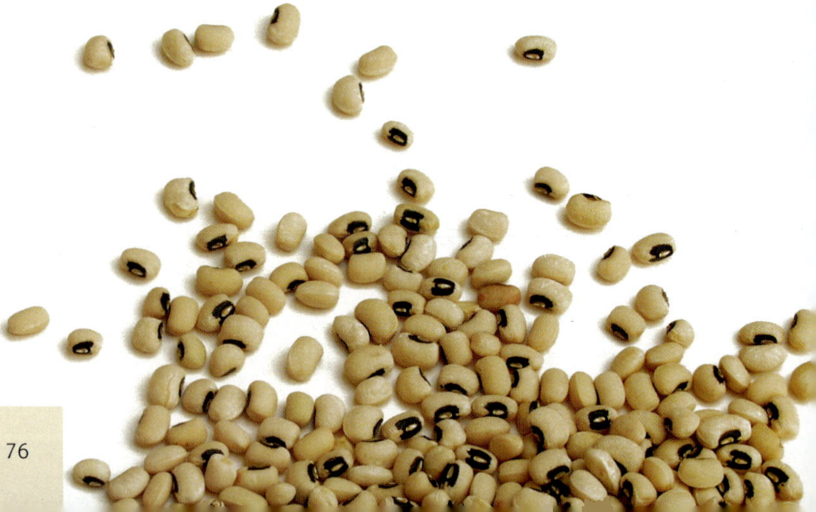

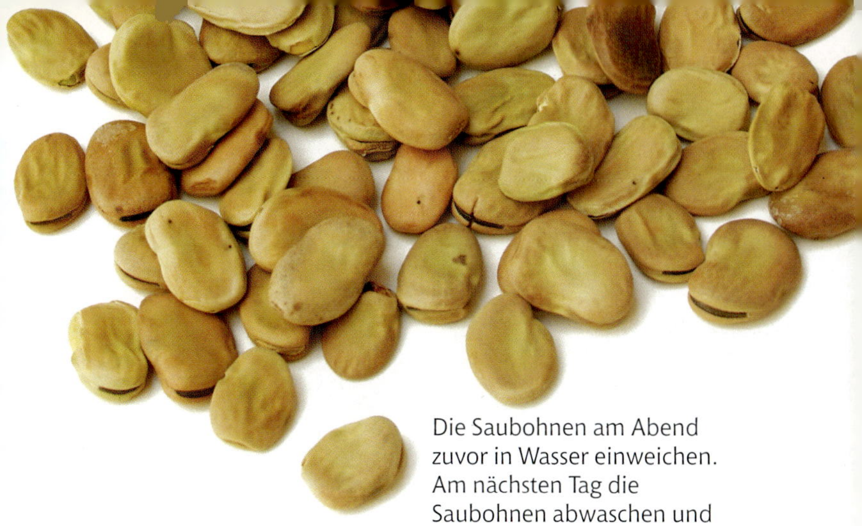

Zerstampfte trockene Saubohnen

½ kg trockene Saubohnen
1 Zwiebel
1 Tasse Olivenöl

Die Saubohnen am Abend zuvor in Wasser einweichen. Am nächsten Tag die Saubohnen abwaschen und eine halbe Stunde kochen. Vom Feuer nehmen und abtropfen lassen. Nach dem Abkühlen schält man die Saubohnen und gibt sie in einen Topf mit 2 Tassen Wasser und Salz. Wenn sie sich auflösen und das Wasser getrunken haben, vom Feuer nehmen. Man serviert sie mit feingehackter Zwiebel und übergießt sie mit Olivenöl.

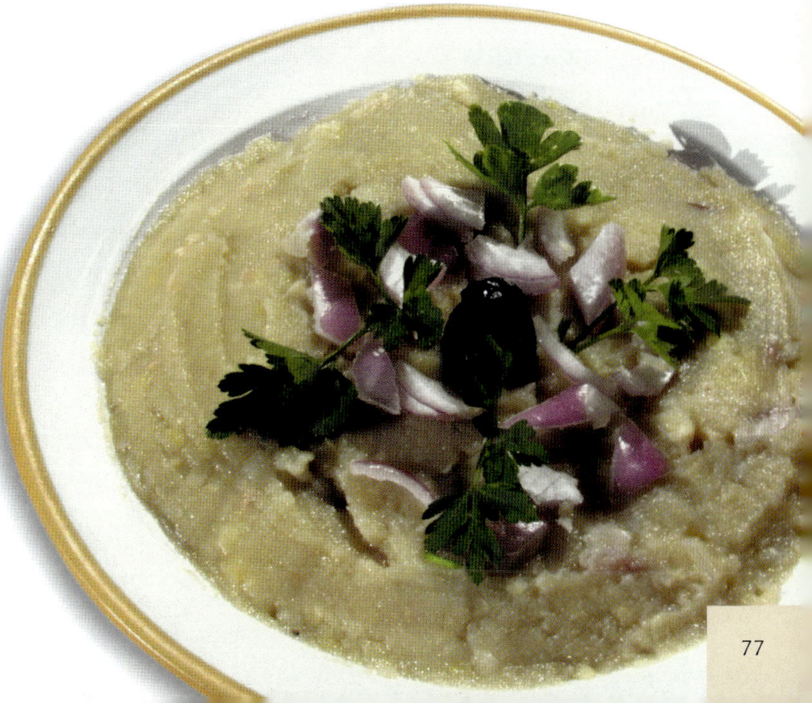

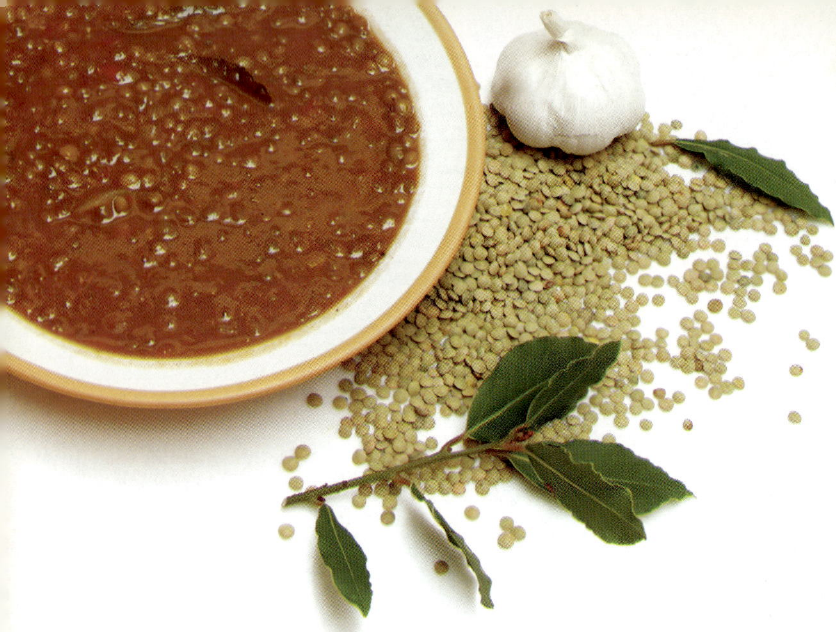

Linsen

½ kg Linsen
2-3 Tomaten
1 Zwiebel
1 Lorbeerblatt
Salz - Pfeffer
1 Tasse Olivenöl

Die Linsen gut waschen und in einem Topf mit Wasser kochen. Nach etwa 10 Minuten die feingehackte Zwiebel, die pürierten Tomaten, Salz, Pfeffer, Lorbeerblätter, Öl und 1 Tasse Wasser dazugeben und für ca. 1 Stunde kochen lassen.

Linsenreis

1 Tasse Linsen
½ Tasse Reis
2 mittelgroße Zwiebeln
Salz
1 Tasse Olivenöl

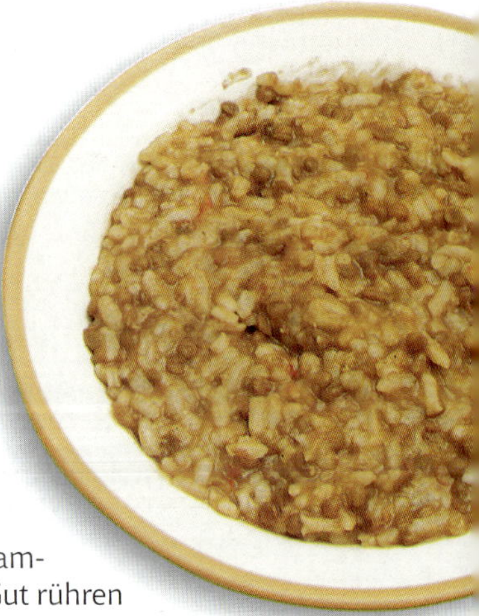

Die Linsen in einem Topf mit Wasser kochen. Sobald sie einmal aufkochen, das Wasser wechseln, erneut aufkochen, den Reis und Salz dazugeben und kochen lassen. Die gehackten Zwiebeln dünsten und zusammen mit dem Öl in den Topf geben. Gut rühren und nach kurzem, sobald das Essen eindickt, vom Feuer nehmen.

Gemüse

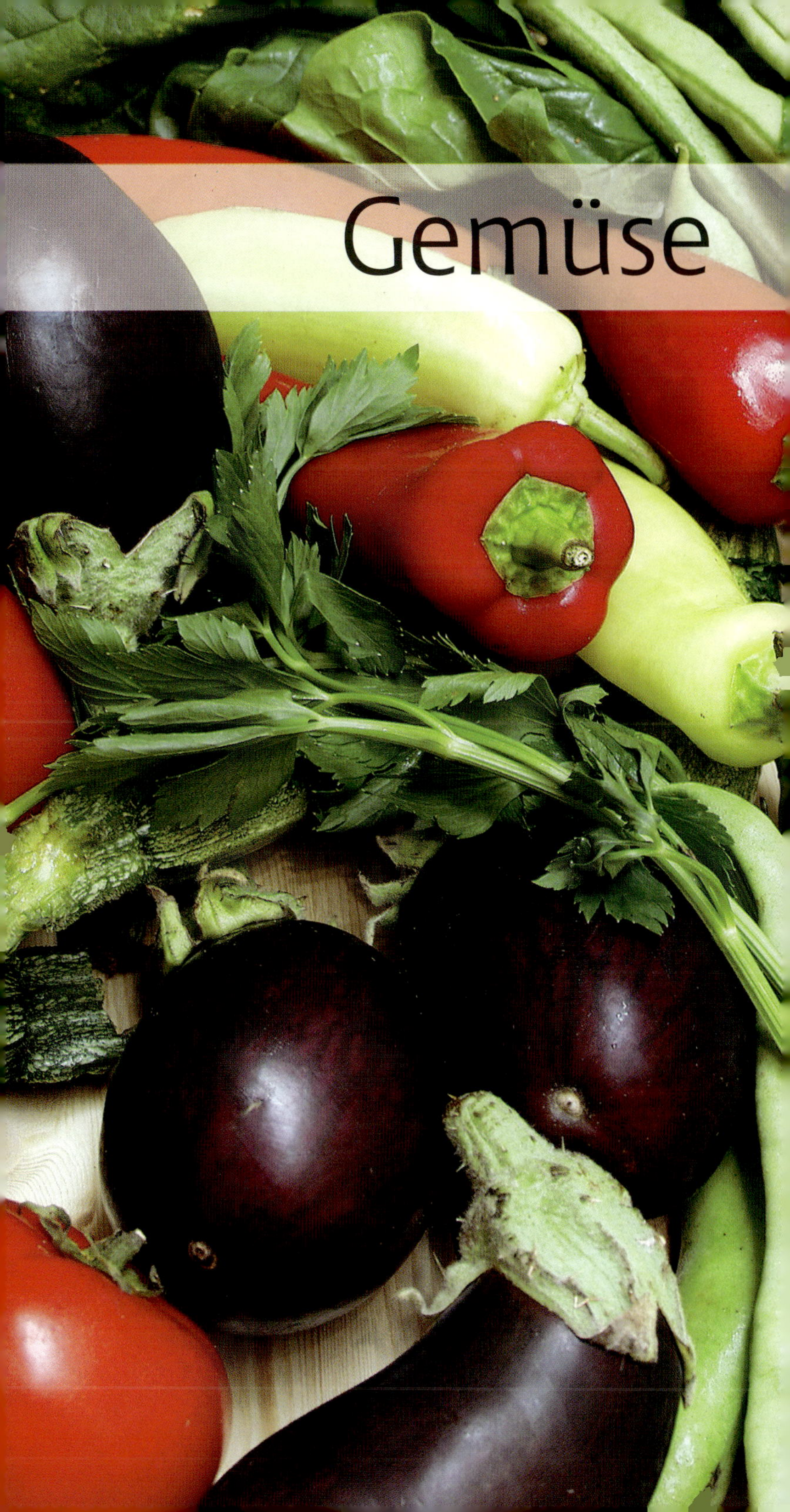

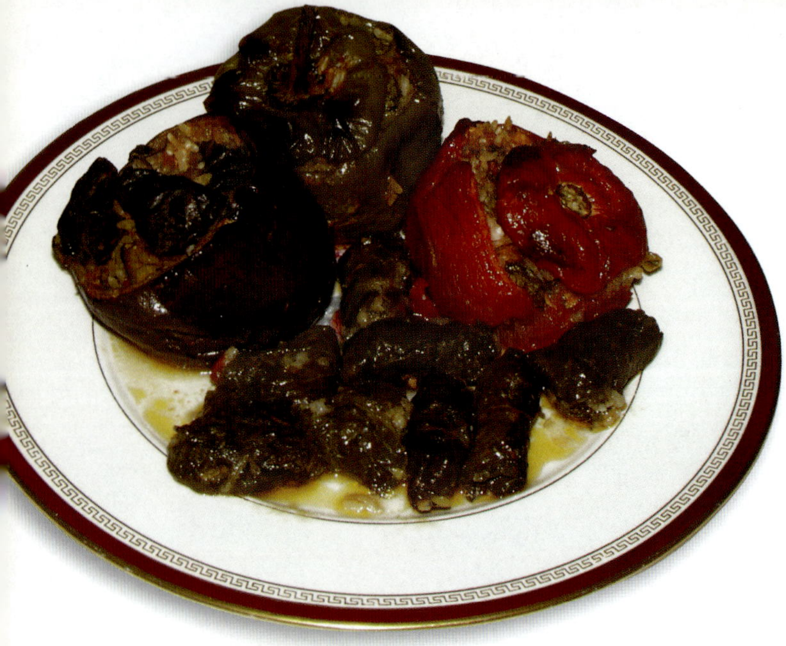

Gefüllte Weinblätter

800 g Reis
300 g Weinblätter
5 Zucchini
3 runde Auberginen
2 runde Kartoffel
2 kg Tomaten
3 Zwiebeln
10 Zucchiniblüten
Minze
Petersilie
Dill

Die Weinblätter brühen, die Kräuter waschen und schneiden. Die Tomaten, Kartoffeln, Auberginen und Zucchini mit einem Teelöffel vorsichtig aushöhlen und das Innere der Tomaten und ein bißchen von den anderen für die Füllung in eine kleine Schüssel geben. In dieselbe Schüssel die geschnittenen Kräuter, die geriebene Zwiebel, den Reis, das Öl ein bißchen Wasser von den Weinblättern und Salz geben. Das ausgehöhlte Gemüse in ein Blech legen und mit der Füllung füllen. Mit derselben Füllung füllt man auch die Weinblätter, die man vorsichtig einrollt, so daß keine Füllung austritt, und die Zucchiniblüten. Wenn anschließend noch Füllung übrigbleibt, leert man sie darüber, gießt etwas Öl und Wasser darüber und schiebt das Blech in den Backofen.

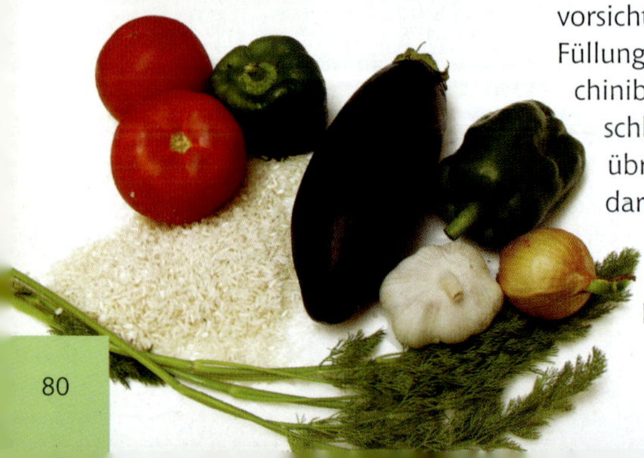

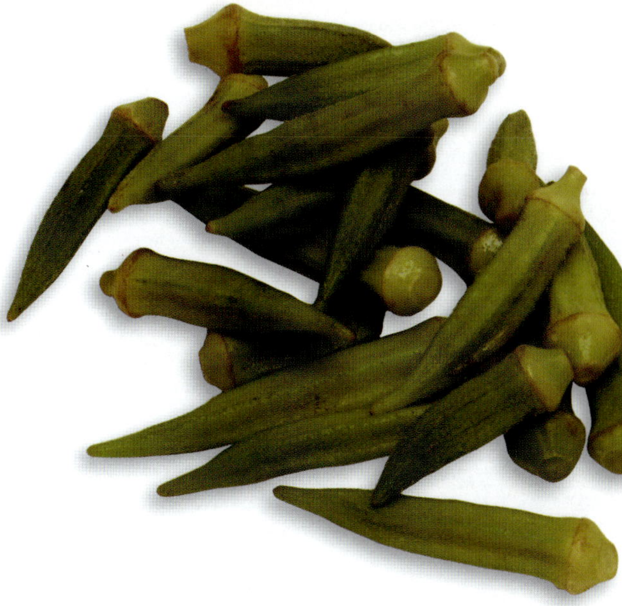

Okragemüse

1 kg Okraschoten
1 Tasse Öl
1 mittelgroße Zwiebel
2-3 Tomaten
Salz - Pfeffer

Die Okraschoten putzen, waschen, trocknen und salzen. Das Öl in einen Topf geben, erhitzen und die Zwiebel dazugeben. Noch bevor die Zwiebel glasig wird, die pürierten Tomaten und den Pfeffer dazugeben. Sobald die Soße zum Kochen kommt, die Okraschoten und bei Bedarf etwas Wasser dazugeben und das Ganze etwa 30 Minuten kochen lassen.

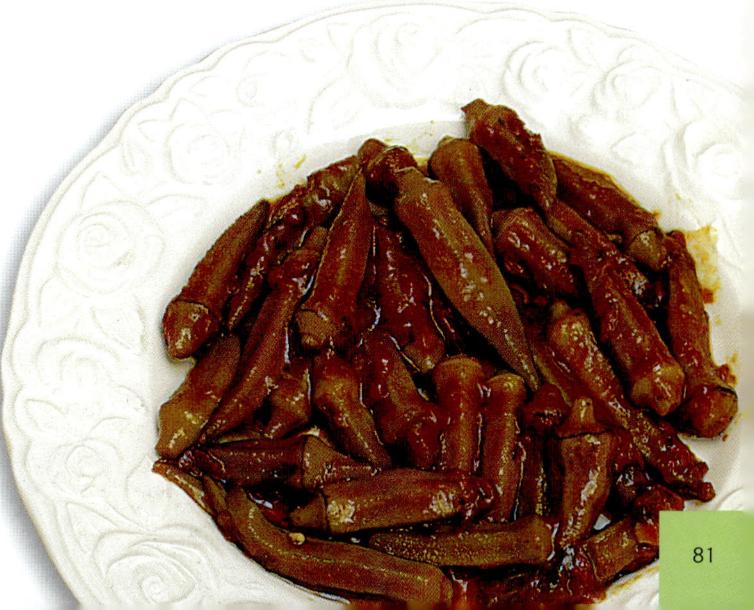

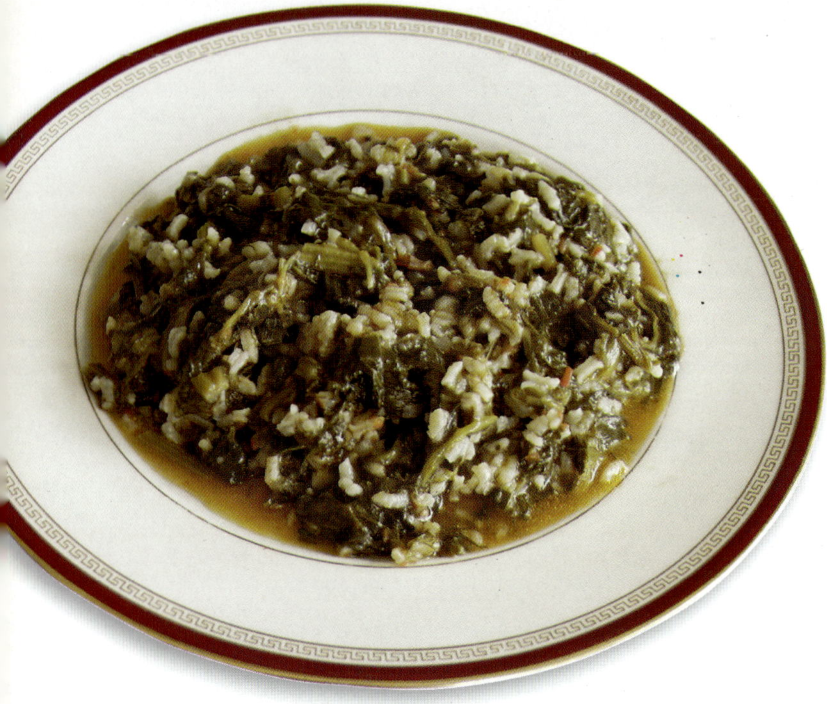

Spinatreis

1 kg Spinat
1 Tasse Reis
1 Zwiebel
1 Bund Dill
Salz - Pfeffer
1 Tasse Olivenöl

Spinat und Dill gut waschen. Die gehackte Zwiebel dünsten und in der Folge den Dill und den Spinat dazugeben, bis er ein bißchen zusammengeht. 1 Tasse Wasser dazugeben und sobald das Ganze zum Kochen kommt, auch den Reis. Salzen und pfeffern und das Essen kochen lassen. Sobald es fertig ist, vom Feuer nehmen und warm mit Zitrone servieren.

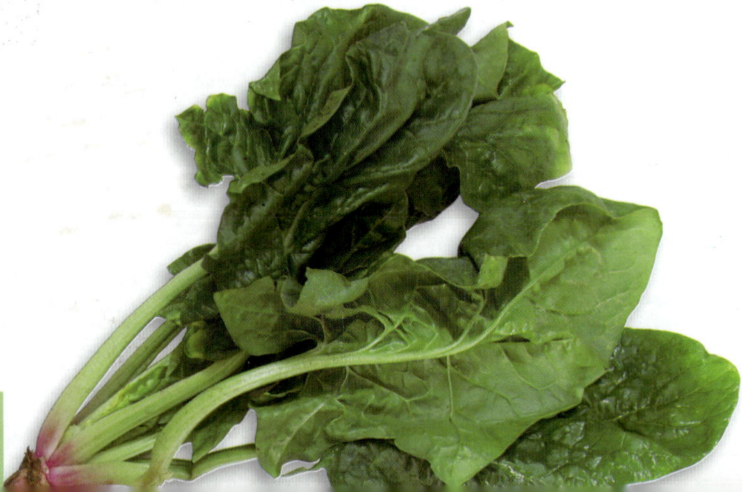

Bohnengemüse

1 kg frische Bohnen
½ kg Tomaten
1 Zwiebel
Salz - Pfeffer
1 Tasse Olivenöl

Die Bohnen putzen und gut waschen. Die Zwiebel dünsten und anschließend die Bohnen dazugeben. Die pürierten Tomaten, Salz, Pfeffer und 1 Tasse Wasser dazugeben und das Essen ungefähr 45 Minuten kochen lassen. Bei Belieben kann man nach einer halben Stunde 2 geschnittene Kartoffeln dazugeben, und wenn alles fertig ist, 1 Tasse geriebenen Feta - Käse.

Briam

3 Auberginen
4-5 Zucchini
4-5 Kartoffeln
½ kg Tomaten
3 Zwiebeln
2 grüne Paprika
feingehackte Petersilie
2 Tassen Öl
Salz - Pfeffer

Das Gemüse putzen, gut waschen, in Scheiben schneiden, salzen und pfeffern und in ein Blech legen. Öl und eine Tasse Wasser dazugeben und für etwa eine Stunde im Backofen braten. Wenn man will, kann man, bevor man das Blech in den Ofen schiebt, Feta - Stücke oder Trachanas dazugeben.

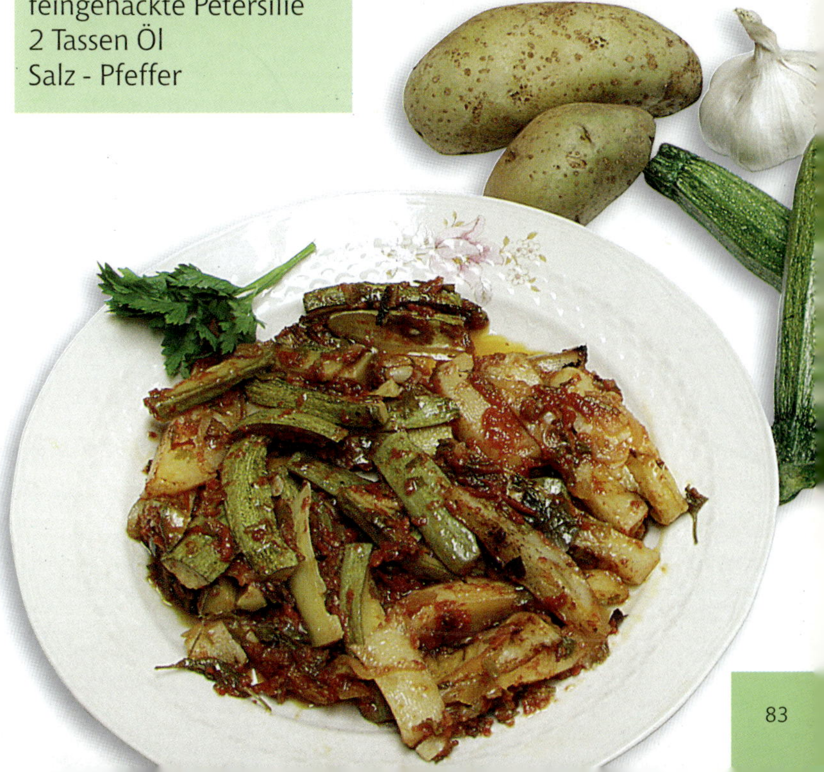

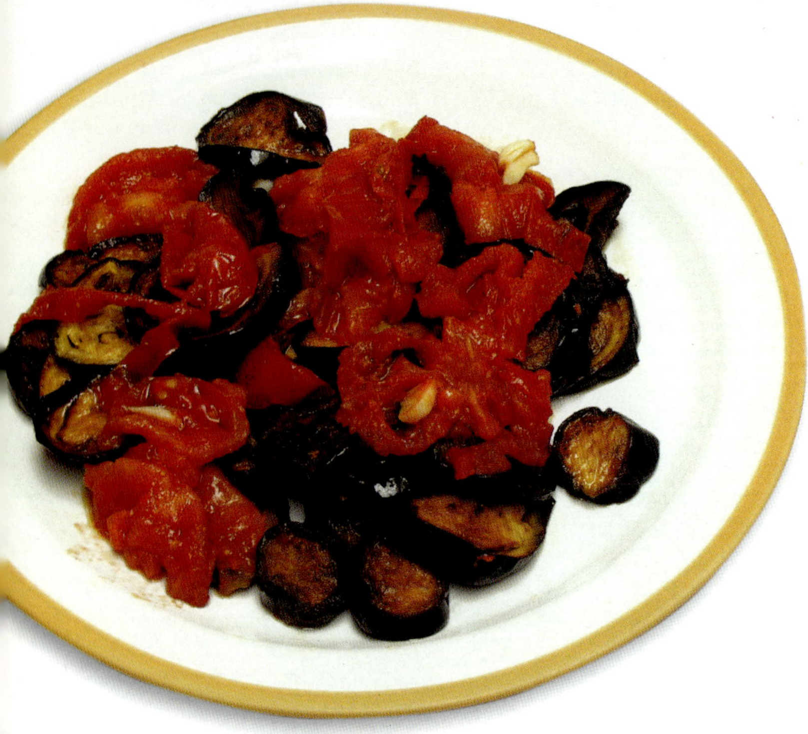

Gebratene Auberginen mit roter Sauce

1 kg runde Auberginen
4-5 Tomaten
1 Knoblauch
Salz - Pfeffer
½ Tasse Olivenöl

Die Auberginen waschen und in Scheiben schneiden, salzen und etwa eine halbe Stunde ziehen lassen. Danach werden sie abgewaschen, gut getrocknet und angebraten. In einem anderen Topf wird Öl erhitzt, der Knoblauch gedünstet und die pürierten Tomaten dazugegeben. Man gibt Salz, Pfeffer und 1 Tasse Wasser dazu und lässt die Sauce köcheln, bis sie eindickt. Man legt die Auberginenscheiben auf ein Blech, gießt die Tomatensauce darüber und schiebt es für ca. 15-20 Minuten in den Backofen.

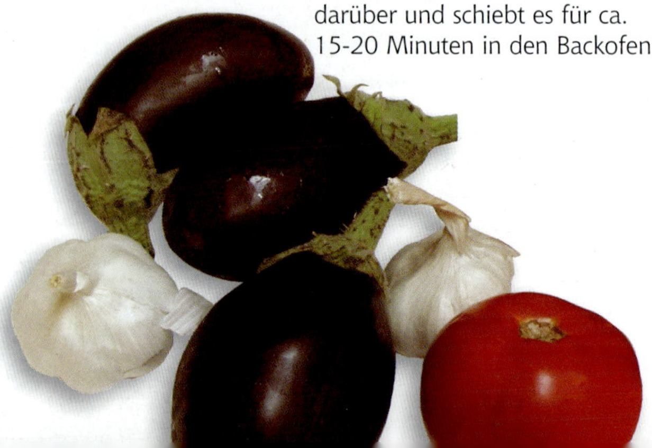

Imam Baildi

3 Auberginen
3 Tomaten
1 Zwiebel
3-4 Knoblauchzehen
1 EL kleingehackte Petersilie
1 EL kleingehackter Dill
Salz - Pfeffer
1 Tasse Olivenöl

Die Auberginen in der Mitte durchschneiden, trocknen und in einen Topf schichten. Die pürierten Tomaten mit den feingehackten Zwiebeln, dem Dill, der Petersilie, Salz, Pfeffer und Öl vermischen und über die Auberginen gießen. Eine Tasse Wasser dazuschütten und das Essen ca. eine halbe Stunde kochen.

Gebratene Auberginen

1 kg runde Auberginen
3-4 EL Mehl
Salz
geriebener Käse
Bier
Olivenöl zum Braten

Die Auberginen waschen, in Scheiben schneiden und einzeln in Bier tauchen. Anschließend gut trocknen,salzen und in Mehl wenden. Die Auberginenscheiben in heißem Öl ausbacken. Wenn sie fertig sind, auf eine Platte legen und mit geriebenem Käse garnieren.

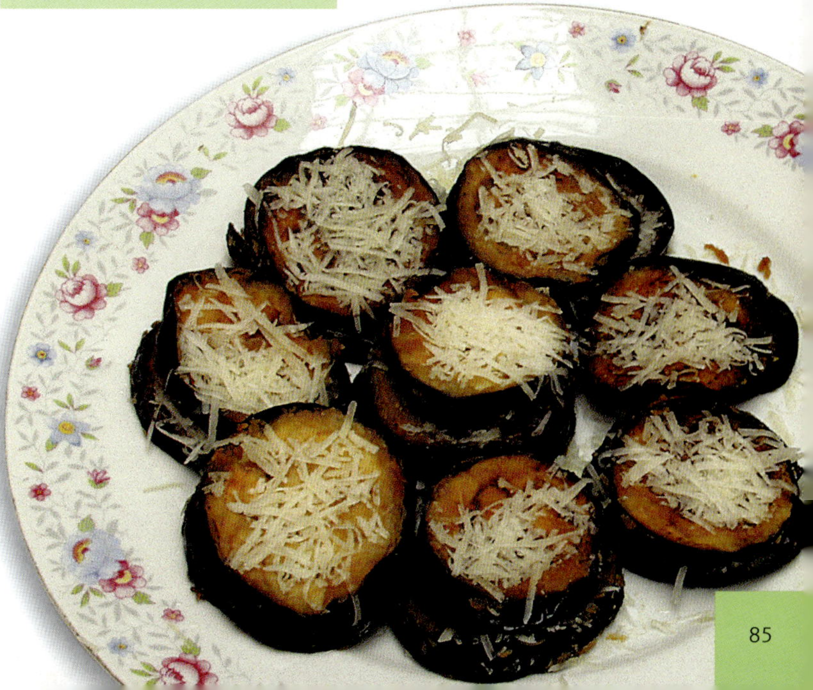

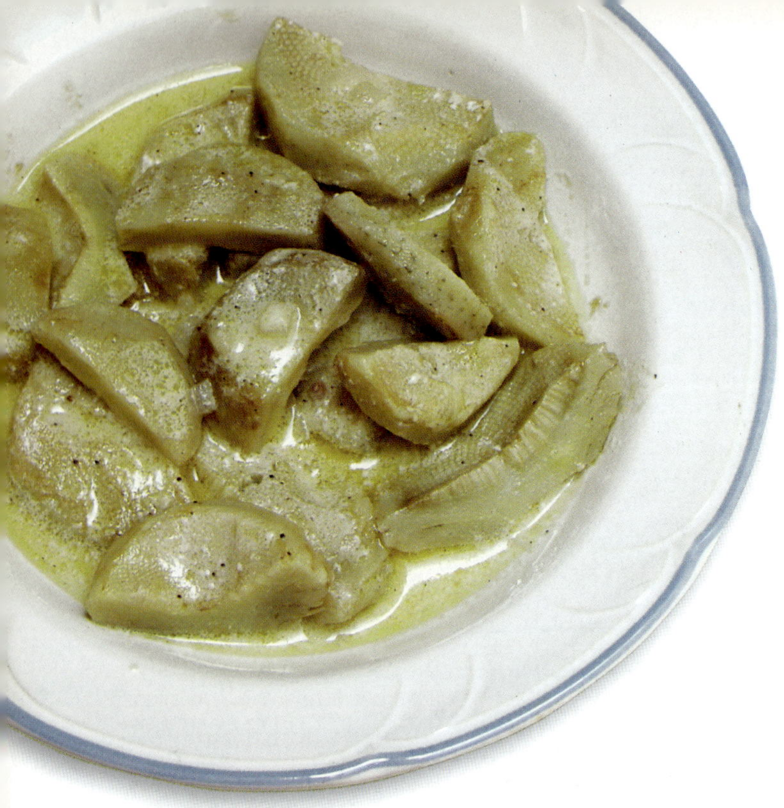

Artischocken mit Jogurt

2 kg Artischocken
1 kg saurer Quark
1 Zwiebel
1 Tasse Öl
1 Zitrone
1 EL Mehl
Salz - Pfeffer

Die Artischocken putzen und in eine Schüssel mit Wasser, Zitronensaft und einem Löffel Mehl legen. Die Zwiebel dünsten und vorsichtig die Artischocken dazugeben. Salz und Pfeffer, und nach ungefähr einer halben Stunde den Joghurt dazugeben.

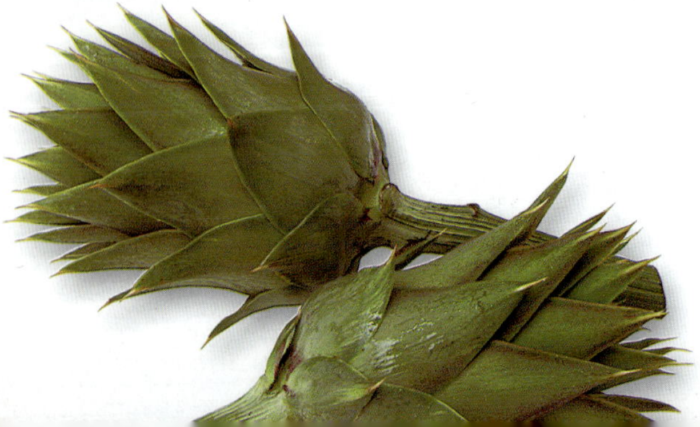

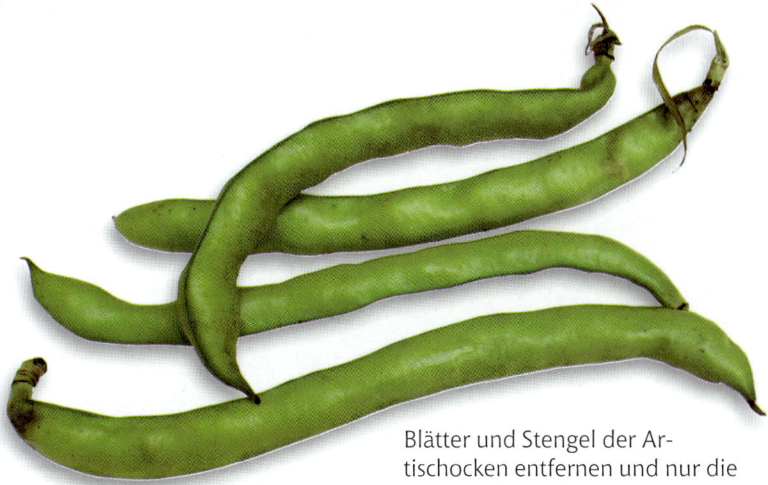

Artischocken mit frischen Saubohnen

8-10 Artischocken
1 kg frische Saubohnen
1 Bund Dill
1 Bund Frühlingszwiebel
2 Zitronen
2 EL Mehl
1 Tasse Olivenöl

Blätter und Stengel der Artischocken entfernen und nur die Herzen behalten, in der Mitte durchschneiden und in eine Schüssel Wasser mit einem Löffel Mehl und etwas Zitronensaft geben. Dann putzt man die Saubohnen, behält hauptsächlich die Bohnen und einige Schoten. Die feingehackten Zwiebeln in heißem Öl dünsten und die Artischocken, Saubohnen, Dill, Salz, Pfeffer und zwei Tassen Wasser dazugeben. Einmal aufkochen, den übrigen Löffel Mehl im Saft einer Zitrone verrührt dazugeben und etwa eine Stunde auf kleiner Stufe kochen.

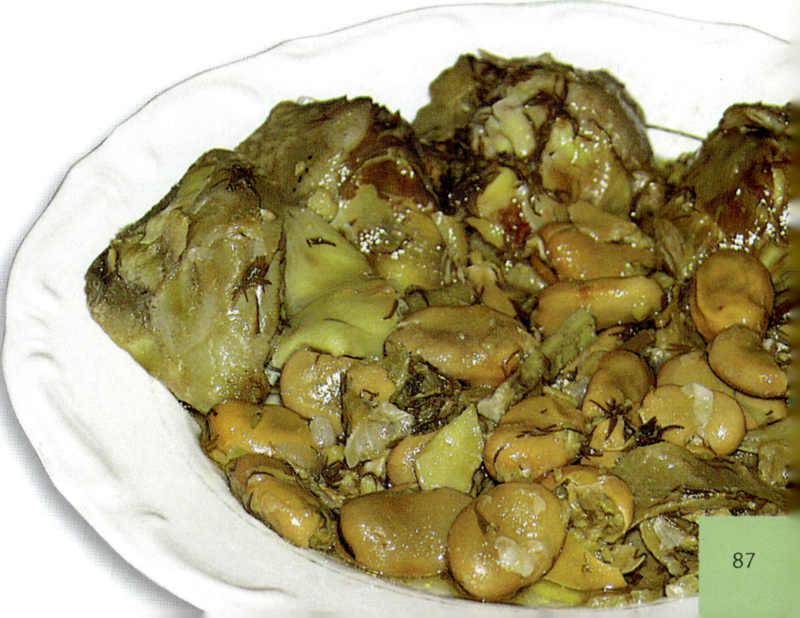

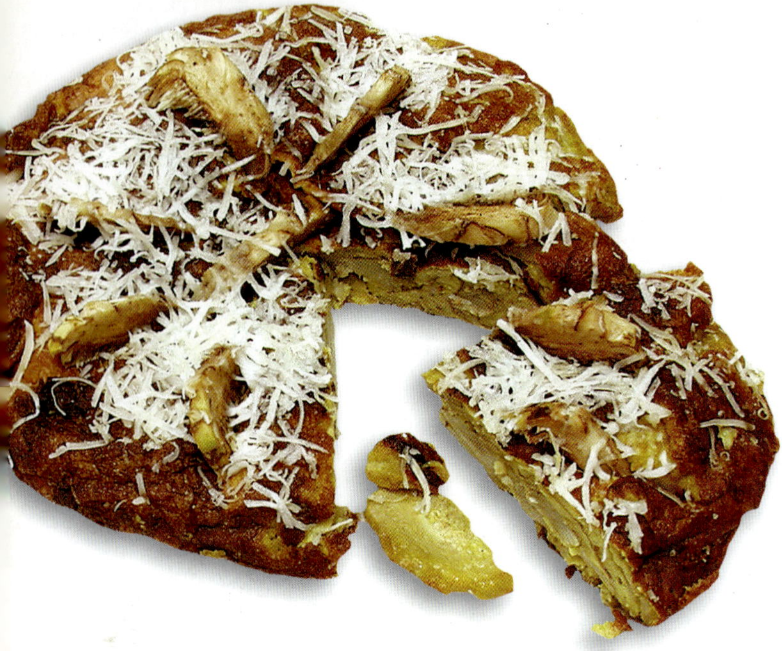

Omelett mit Artischocken

4 Eier
3 Artischocken
Salz - Pfeffer
Olivenöl zum Braten

Die Artischocken putzen und in eine Schüssel mit Wasser und Zitronensaft legen, damit sie nicht schwarz werden. Anschließend in kleine Stücke schneiden und ohne Öl in die Pfanne geben, bis sie etwas weich werden. Öl dazugeben und etwas anbraten. Die Eier schlagen und zu den Artischocken in die Pfanne geben. Mit Salz und Pfeffer bestreuen und das Omelett umwenden, damit es auf beiden Seiten gebraten wird.

Omelett mit Zucchini (Sfougato)

2 kg kleine Zucchini
7 Eier
250 g geriebene Feta
Olivenöl zum Braten

Die Zucchini waschen, in kleine Stücke schneiden und in Wasser mit ein bißchen Salz kochen. Wenn sie fertig sind, abtropfen lassen und mit dem geriebenen Käse vermischen.
Eine Pfanne aufs Feuer stellen und vier geschlagene Eier hineingeben, wenn das Öl heiß ist. Ständig wenden, damit sie nicht anhängen. Die Zucchini ausbreiten und mit den übrigen geschlagenen Eiern bedecken. Salzen und pfeffern, und das Omelett umdrehen, damit es auch auf der Oberseite gebraten wird. In wenigen Minuten ist es fertig und kann warm oder kalt konsumiert werden.

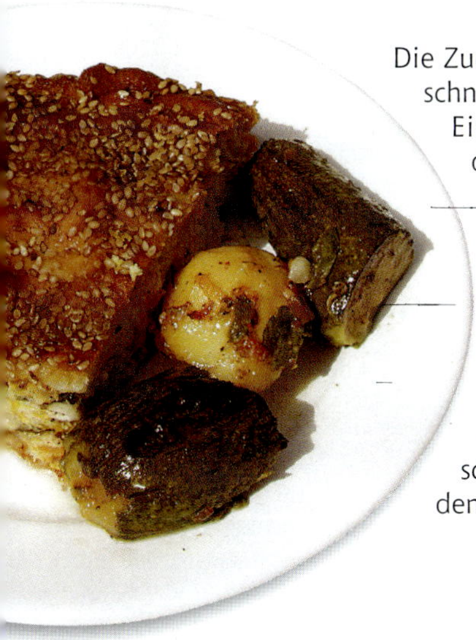

Die Zucchini und Kartoffeln in Scheiben schneiden, salzen und in Mehl wenden. Eine Schicht Zucchinischeiben auf den auf einem Blech ausgebreiteten Blätterteig legen und darüber einige Stücke Feta - Käse, Minze und Öl. Anschließend eine Schicht Kartoffeln und so Schicht für Schicht Zucchini und Kartoffeln abwechselnd legen. Webb man fertig ist, gießt man die Creme fraiche darüber und schiebt das Blech ca. 1 ½ Stunden in den Backofen.

Boureki

1 kg Zucchini
1 kg Kartoffeln
½ kg kretische Feta
3 Tassen Öl
einige Minzeblätter
Creme fraiche
Salz - Pfeffer
Blätterteig

Zucchinibällchen

1 kg Zucchini
1 Tasse Mehl
1 Tasse Weckmehl
250 g Schafskäse (Feta)
2 Eier
Petersilie
Salz - Pfeffer
Olivenöl zum Braten

Die Zucchini waschen und reiben, salzen und abtropfen lassen. Anschließend in einer Schüssel mit dem geriebenen Feta - Käse, dem Weckmehl, den geschlagenen Eiern, der Petersilie und Pfeffer kneten. Kugelförmige Bällchen formen, in Mehl wenden und in heißem Olivenöl ausbacken.

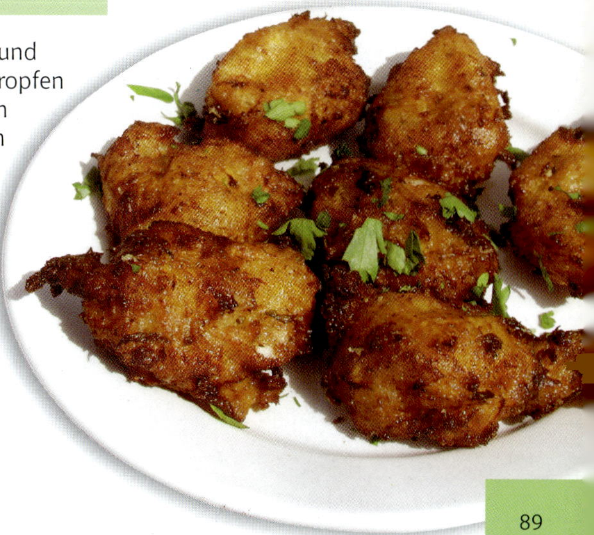

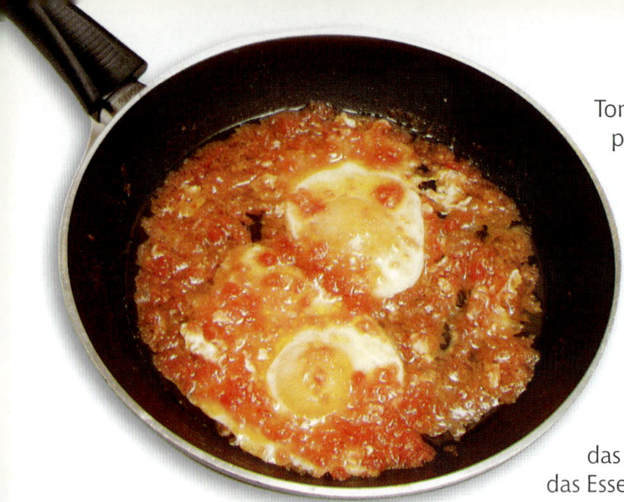

Die Tomaten waschen und pürieren. Die Tomaten, Salz, Pfeffer in heißes Öl geben und braten lassen, bis alles zu einer Sauce eindickt. Dann den geriebenen Käse und die Eier vorsichtig dazugeben. Wenn das Eiweiß fest wird, ist das Essen fertig. Vom Feuer nehmen und jedes Ei mit etwas Tomatensauce servieren.

Eiergerichte Spiegeleier mit Tomatensauce

5 Eier
4 -5 reife Tomaten
250 g Feta oder Hartkäse
Salz - Pfeffer
Olivenöl zum Braten

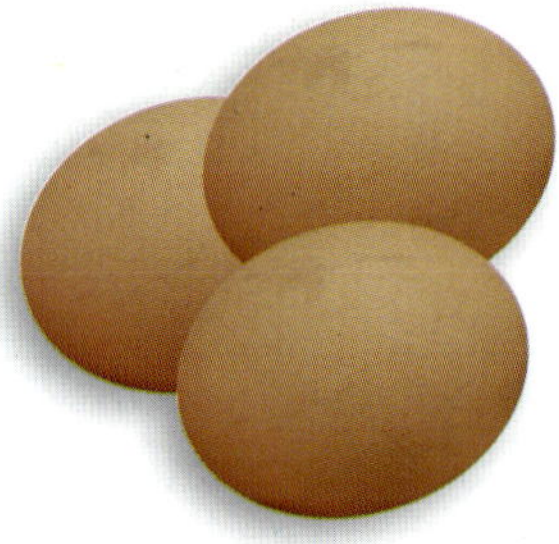

Omelett mit Eier und Tomate (Strapatsada)

1 kg Tomaten
5 Eier
Salz - Pfeffer
½ Tasse Feta
½ Tasse Olivenöl

Die Tomaten waschen und pürieren. Die Eier schlagen und unter die Tomaten rühren. Mit Salz und Pfeffer würzen. Die Mischung ins heiße Öl geben. Gut rühren und wenn es fertig ist, geriebenen Feta - Käse darüber streuen.

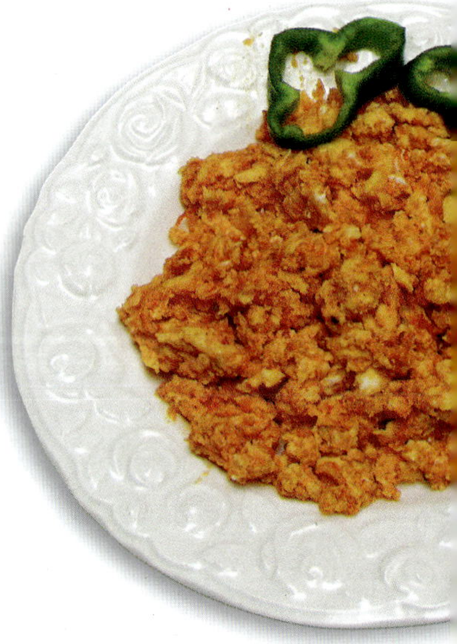

Kartoffelgemüse

1 kg kleine Kartoffeln
3 reife Tomaten
1 Zwiebel
1 Knoblauchzehe
Salz - Pfeffer
½ Tasse Olivenöl

Kartoffeln schälen und waschen. Wenn sie klein sind, lässt man sie ganz, wenn sie groß sind, schneidet man sie in mittelgroße Stücke. Die feingehackte Zwiebel in heißem Öl dünsten, die pürierten Tomaten, den feingeschnittenen Knoblauch, die Kartoffeln, Salz, Pfeffer und 2 Tassen Wasser dazugeben und das Essen kochen, bis die Kartoffeln weich werden und nur die Soße übrigbleibt.

Ofenkartoffeln

1 kg Kartoffeln
Saft einer Zitrone
Oregano
Salz - Pfeffer
1 Tasse Olivenöl

Kartoffeln schälen, waschen und in mittelgroße Stücke schneiden. Wenn sie sehr klein sind, lässt man sie ganz und ritzt sie nur ein, damit sie leichter weich werden. Ins Blech legen, mit Salz, Pfeffer und Oregano bestreuen. Öl, Zitronensaft und 2 Tassen Wasser dazugeben und alles gut vermischen, so daß die Gewürze und das Öl überall hin gelangen. Für ungefähr eine Stunde im Backofen braten.

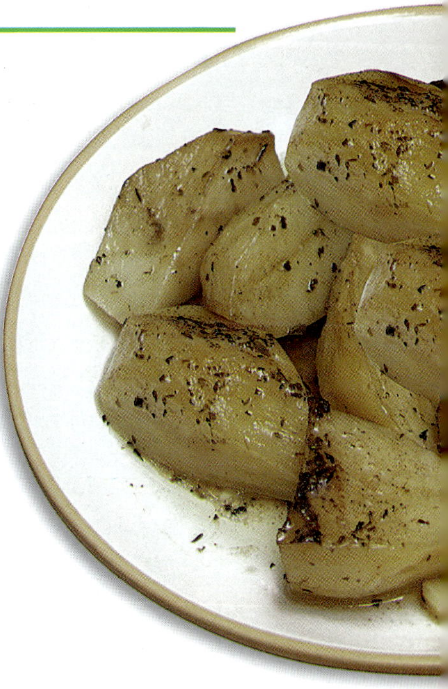

Omelett mit Wildgemüse

½ kg Spargel oder süßes Wildgemüse
5 Eier
250 g geriebene Feta
Salz - Pfeffer
Olivenöl zum Braten

Das Wildgemüse putzen, gut waschen und in Wasser mit ein bißchen Salz kochen. Anschließend gut abtropfen lassen, klein schneiden und mit dem geriebenen Käse vermischen. Eine Pfanne aufs Feuer stellen, die Hälfte der gebratenen Eier hineingeben, wenn das Öl heiß ist. Sobald sie fest werden, das Wildgemüse darauf legen und mit den übrigen Eiern bedecken. Das Omelett umdrehen, damit es auch auf der Oberseite gebraten wird, und nach wenigen Minuten ist es fertig.

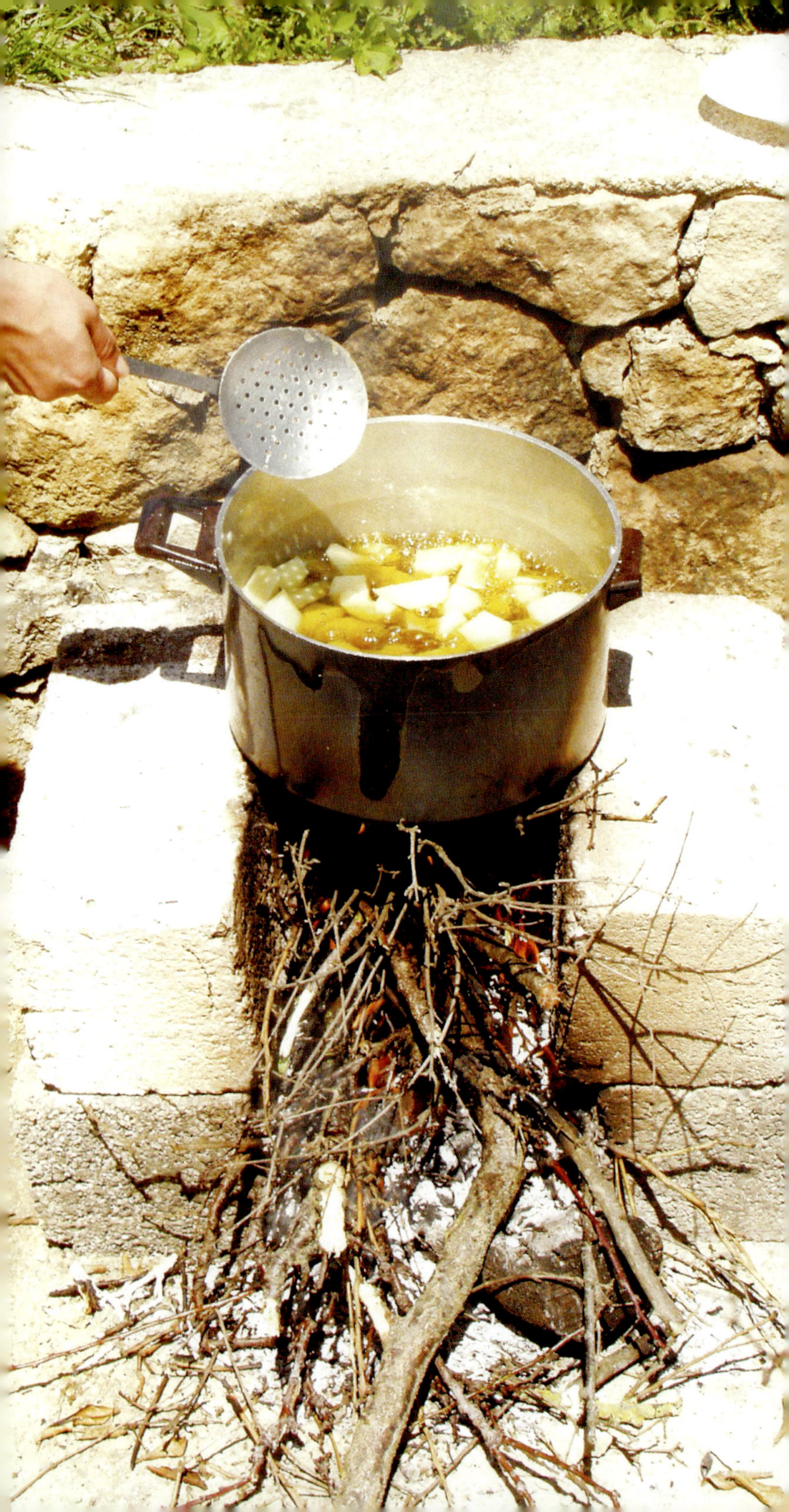

Fleischgerichte und Gerichte mit Hackfleisch

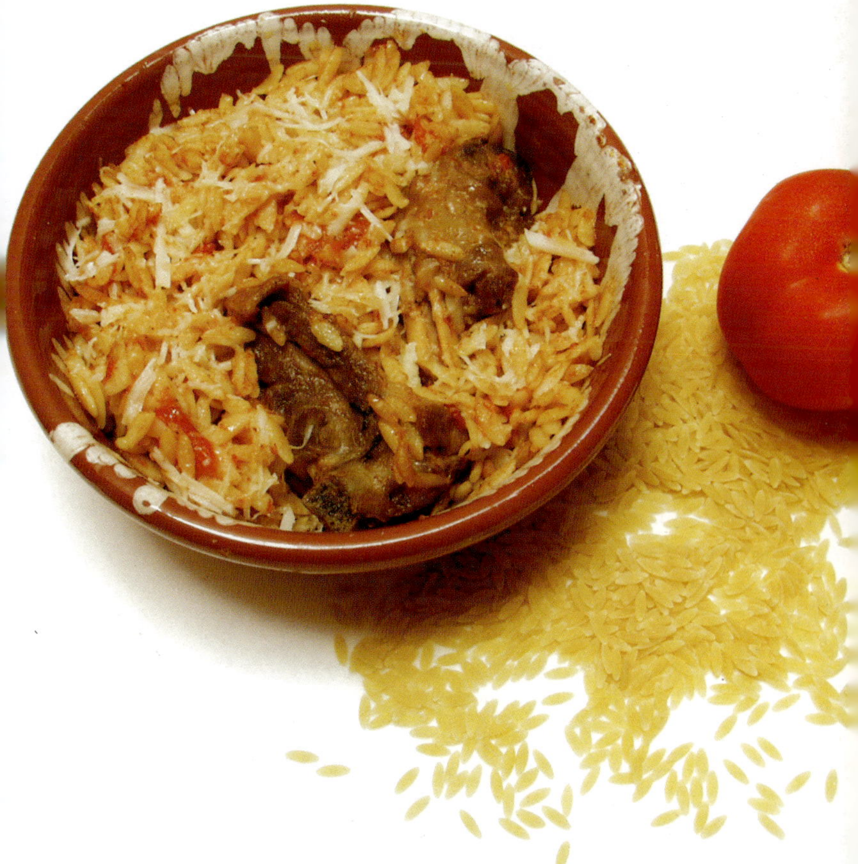

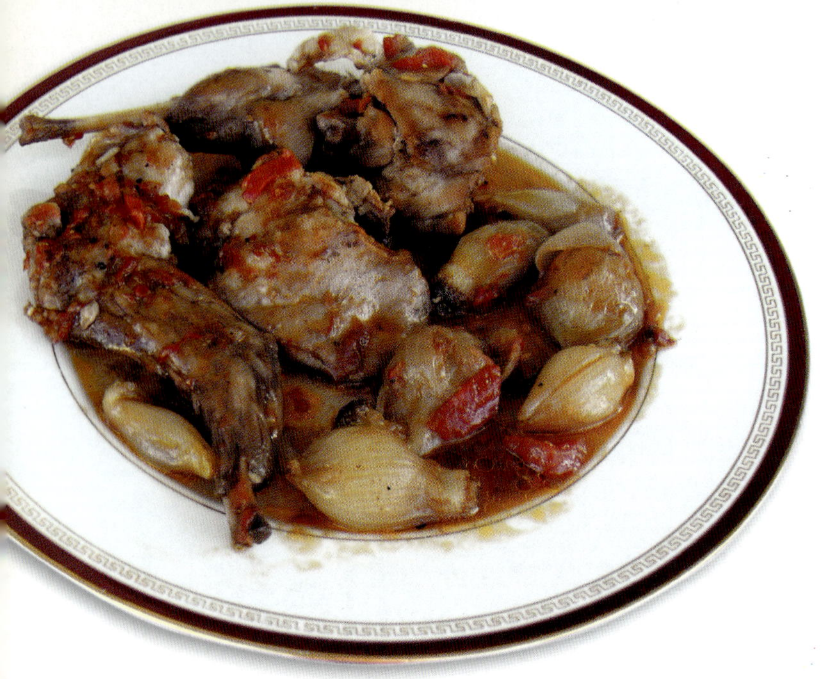

Stallhase Stifado

1 Stallhase 2,5 kg.-3 kg.
3 kleine Zwiebeln
2-3 Lorbeerblätter
1 Suppenteller geriebene Tomaten
2 Knoblauchzehen
einige Nelken
1 Tasse Rotwein
1 Tasse Olivenöl

Den Hasen oder das Kaninchen zerteilen. Die Zwiebeln schälen und in einige von ihnen eine Nelke stecken. Das Fleisch in heißem Olivenöl anbraten und die Zwiebeln dazugeben. Den Topf wenige Minuten abdecken und anschließend öffnen und eine große Tasse Rotwein hineingießen. Die Tomaten, Lorbeerblätter, Salz, Pfeffer und 2 Tassen Wasser dazugeben. Das Essen bei niedriger Hitze etwa eine Stunde kochen lassen. Mit Pommes frites servieren.

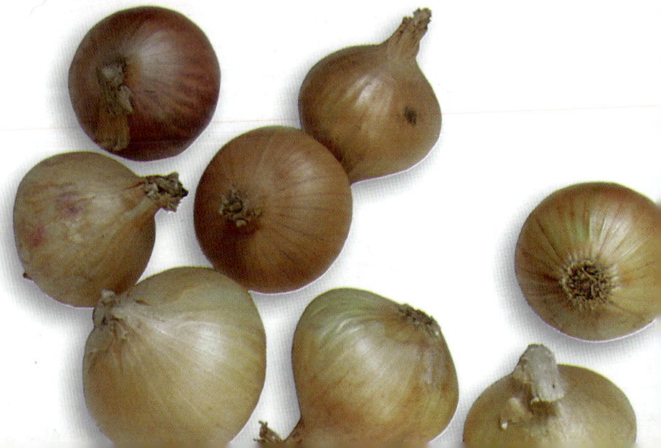

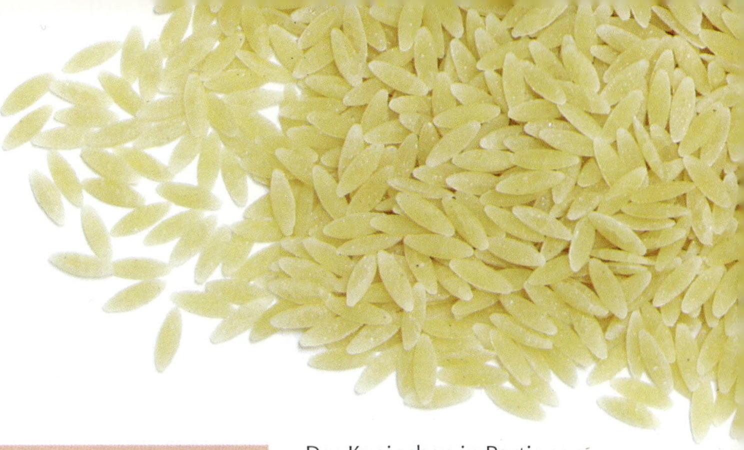

Kaninchen jouvetsi

1 Kaninchen
½ kg Kritharaki - Nudeln
3-4 reife Tomaten
1 Zwiebel
Zimt
Salz - Pfeffer
1 Tasse Olivenöl

Das Kaninchen in Portionen schneiden. Die Zwiebel in heißem Öl dünsten. Anschließend auch das Kaninchen dünsten und dabei ständig wenden. Die Tomaten, Salz, Pfeffer und 2 Tassen Wasser dazugeben und kochen lassen. Wenn es halb gebraten ist, gibt man es in eine Backpfanne oder noch besser in einen Römertopf, verteilt Kritharaki - Nudeln darüber, gibt 2 Tassen heißes Wasser dazu und brät das Ganze 30-40 Minuten im Backofen.

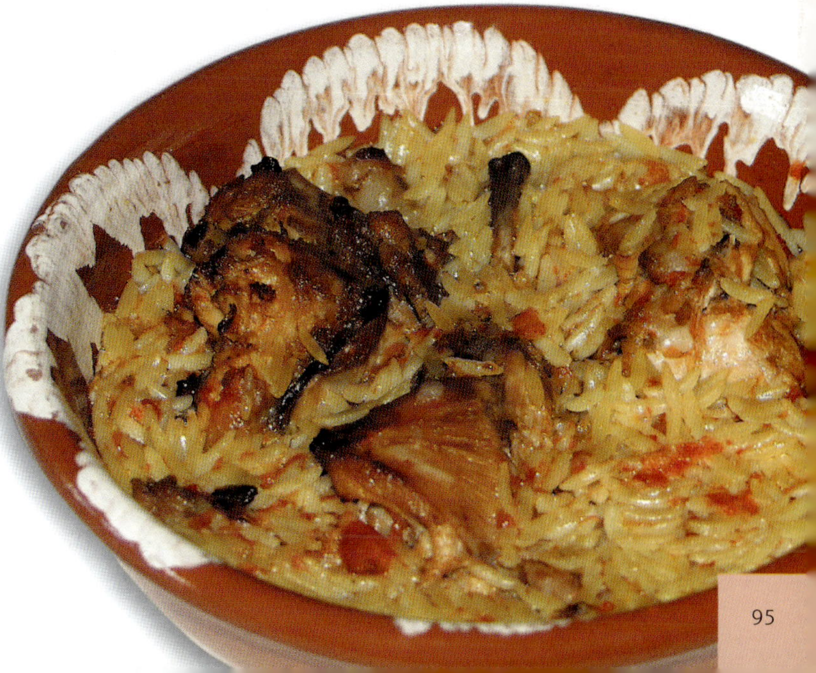

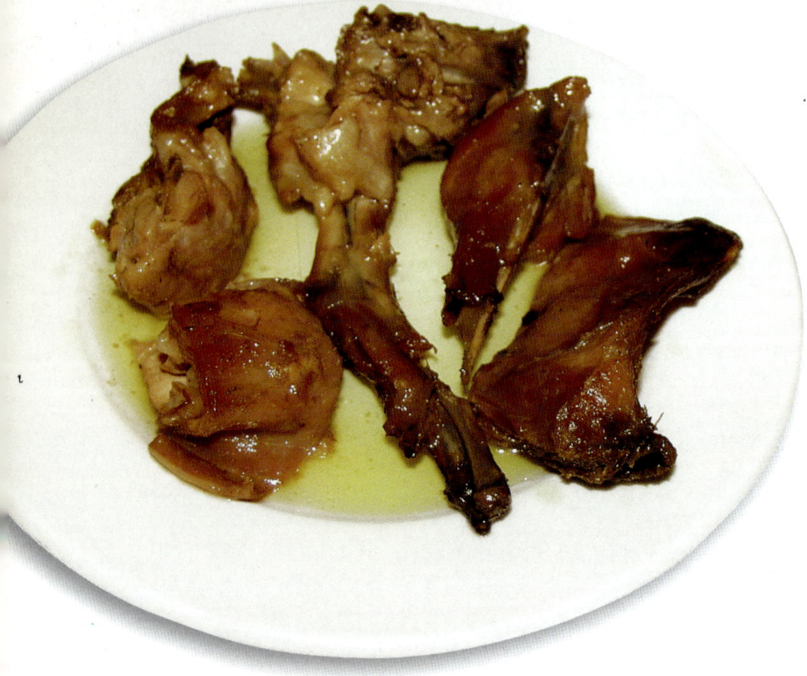

Kaninchen in Wein

1 Kaninchen
2 Tassen roten Wein
2 Zwiebeln
1 Knoblauchzehe
1 Zweig Thymian
1 Lorbeerblatt
1 Nelke
2 EL Mehl
Salz - Pfeffer
1 Tasse Olivenöl

Einige Stunden oder noch besser am Tag zuvor bereitet man die Marinade, indem man Wein, feingehackte Zwiebeln und Knoblauch, Lorbeerblätter, Thymian, Pfeffer und Nelken vermischt und das in Portionen geschnittene Fleisch hineinlegt. Um das Kaninchen zu kochen, nimmt man es aus der Marinade, lässt es abtropfen und wendet es in Mehl. Die Fleischstücke vorsichtig in heißem Öl anbraten und anschließend die Marinade und 1 Glas Wasser dazugeben und für 1 - 1 ½ Stunden köcheln lassen.

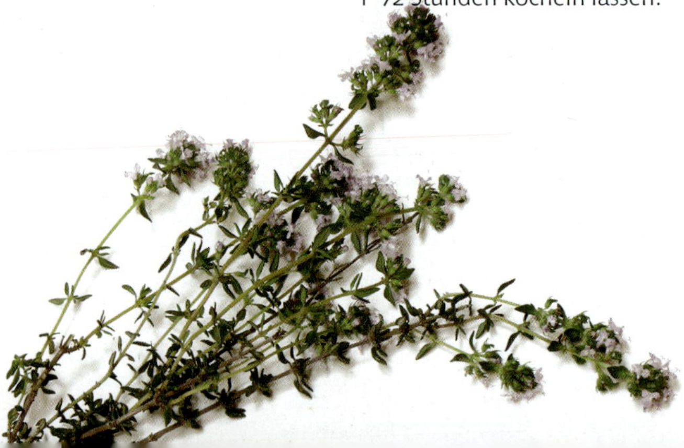

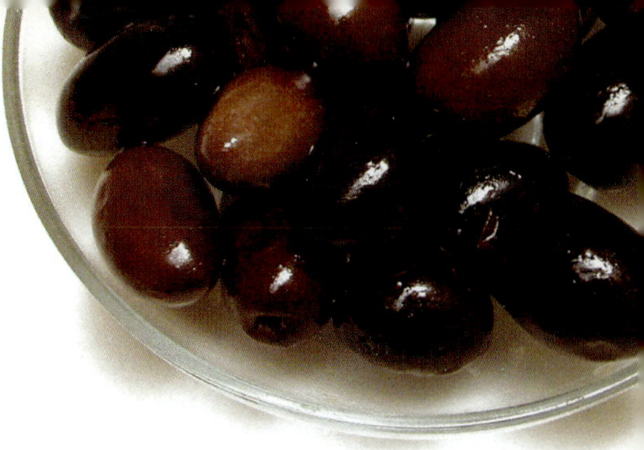

Hähnchen mit Oliven in Essig

1 ½ kilo chicken
4-5 ripe tomatoes
150 gr. black pickled olives
10 small onions
1 clove garlic
1 glass wine
Oregano
1 cup oil

Das Hähnchen gut waschen, in Portionen schneiden, salzen und abtropfen lassen. Das Fleisch zusammen mit den Zwiebeln und dem Knoblauch in heißem Öl anbraten. Mit Wein löschen und die pürierten Tomaten, Oregano, Pfeffer, wenig Salz und 2 Tassen Wasser dazugeben. Etwa 45 Minuten kochen lassen und dann die entsteinten Oliven hineingeben. Das Essen bleibt noch 15 Minuten auf dem Feuer.

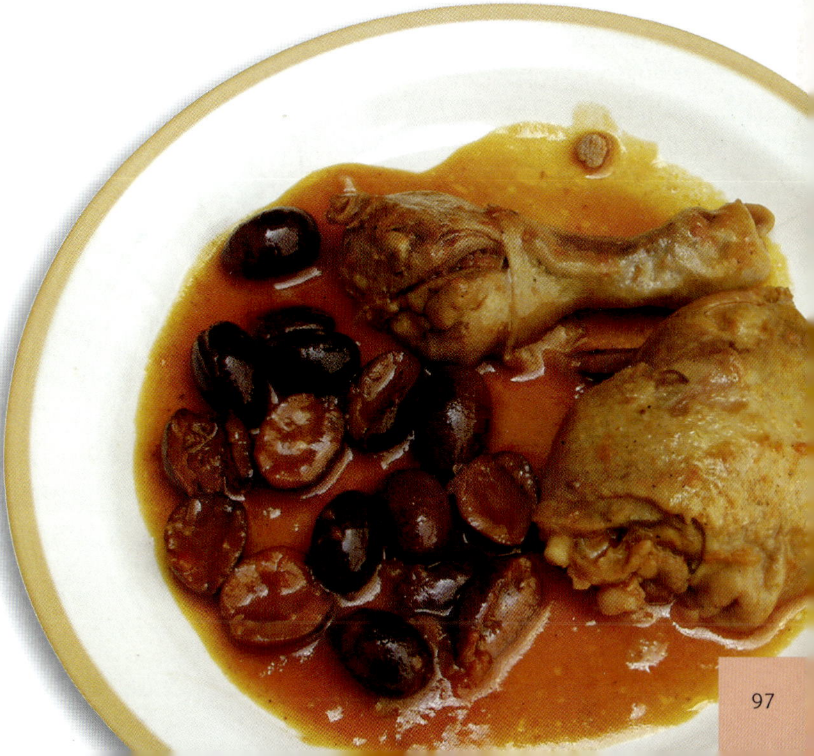

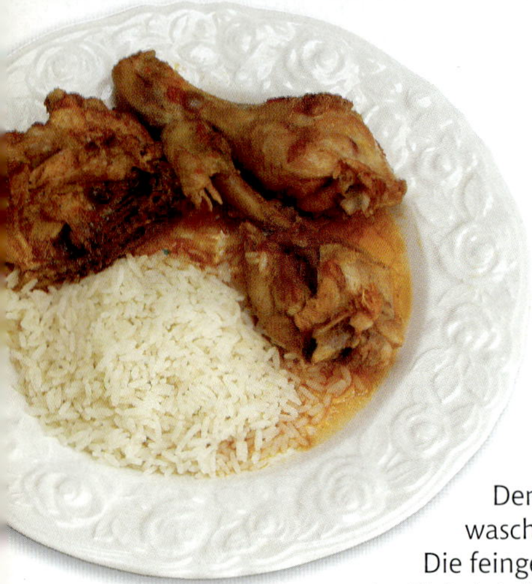

Hahn in Weinsauce

1 Hahn oder Hähnchen
1 Zwiebel
2 Knoblauchzehen
1 Suppenteller pürierte Tomaten
1 große Tasse Rotwein
Salz - Pfeffer
1 Tasse Olivenöl

Den Hahn oder das Hähnchen waschen und in Portionen schneiden. Die feingehackte Zwiebel, Knoblauch und das Fleisch in heißem Öl anbraten. Nach einigen Minuten mit Wein löschen und die pürierten Tomaten, Salz, Pfeffer und 2 Tassen Wasser dazugeben. Bei niedriger Hitze etwa 1 Stunde kochen lassen. Mit Pommes frites oder Reis servieren.

Hähnchen mit Zitronensauce und Kartoffeln

1 Hähnchen
2 kg kleine Kartoffeln
½ Tasse Zitronensaft
Oregano
Salz - Pfeffer
1 Tasse Olivenöl

Das Hähnchen waschen und in Portionen schneiden. In heißem Öl anbraten und den Zitronensaft, die Kartoffeln, Oregano, Salz, Pfeffer und 2 Tassen Wasser dazugeben und auf niedriger Flamme ca. 1 Stunde kochen lassen.

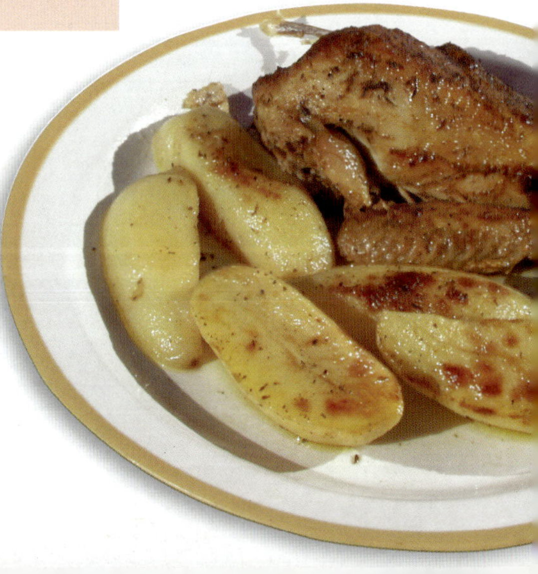

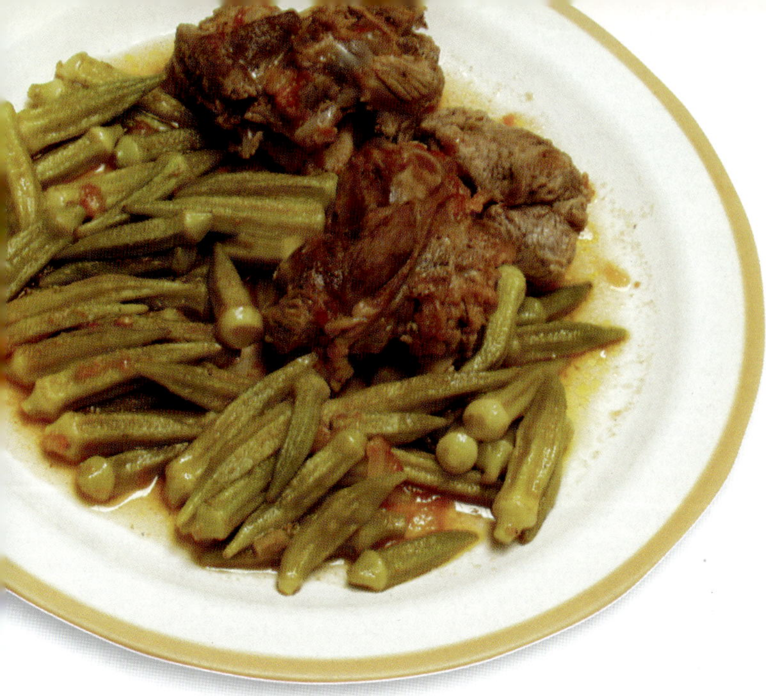

Lamm mit Okragemüse

1 kg Lamm
1 kg Okra
½ kg Tomaten
1 Zwiebel
Salz - Pfeffer
1 Tasse Olivenöl

Die Okraschoten waschen und den Stil vorsichtig abschneiden. Das Fleisch in Portionen schneiden und zusammen mit der feingehackten Zwiebel in heißem Öl anbraten. Den Saft der Tomaten in den Topf schütten und aufkochen lassen. In der Folge die Okraschoten, Salz, Pfeffer und 2 Tassen Wasser dazugeben und das Essen auf niedriger Flamme kochen lassen.

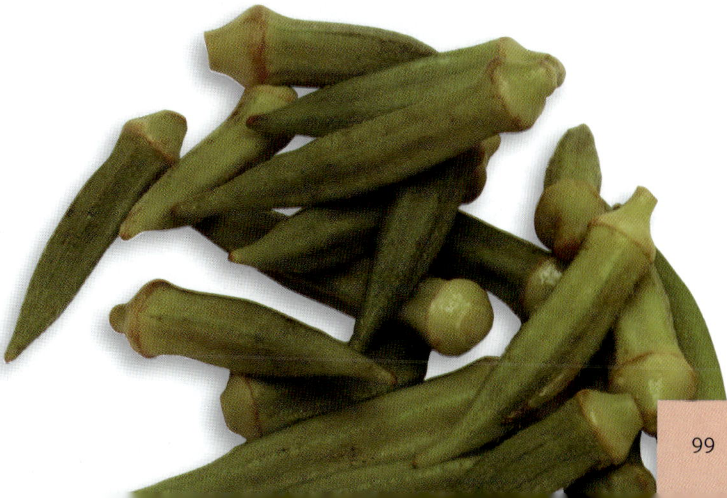

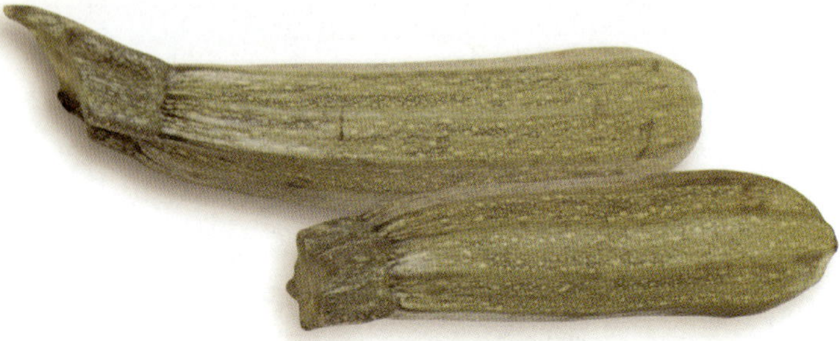

Lamm mit Zucchini

1 kg Lamm
1 kg Zucchini
3-4 reife Tomaten
1 Zwiebel
Petersilie
2-3 EL Mehl
Salz - Pfeffer
½ Tasse Olivenöl

Das Fleisch waschen, in Portionen schneiden, salzen und pfeffern und in Mehl wenden. Das Fleisch zusammen mit der feingehackten Zwiebel in heißem Öl anbraten. Die pürierten Tomaten, feingehackte Petersilie und 2 Tassen Wasser dazugeben. Den Topf schließen und das Essen 1 Stunde kochen lassen. In der Zwischenzeit die Zucchini waschen, in mittelgroße Stücke schneiden oder wenn sie sehr klein sind, ganz lassen und zum Fleisch in den Topf geben. Noch eine halbe Stunde kochen.

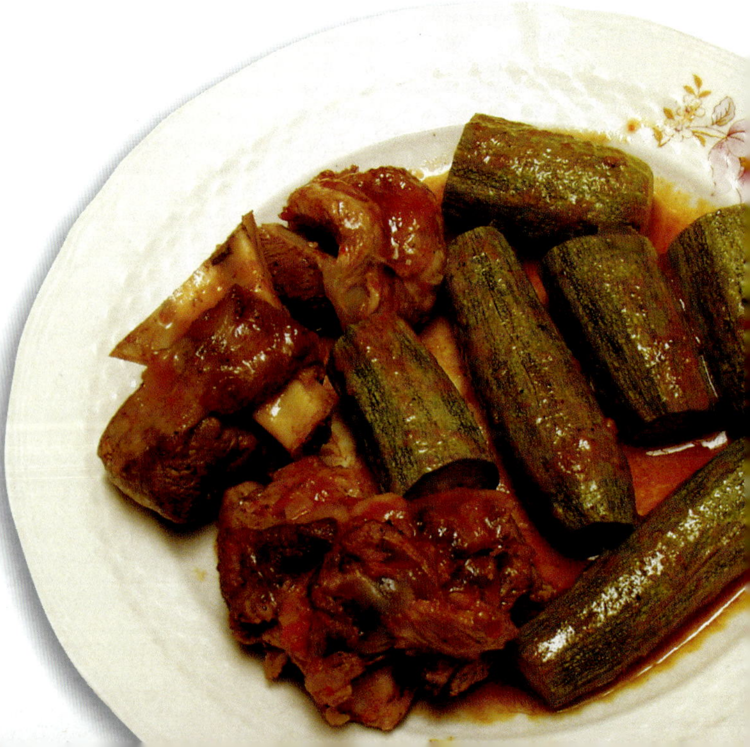

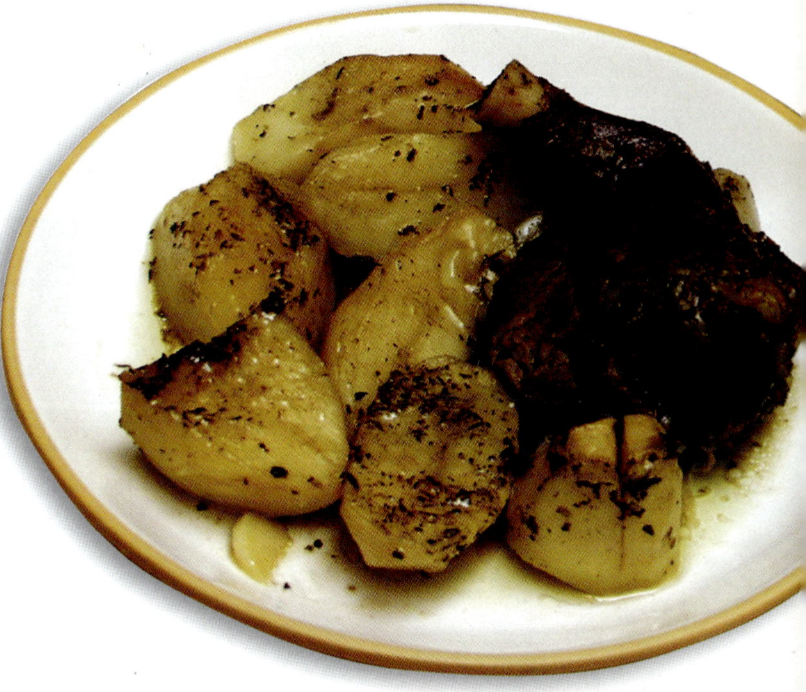

Das Fleisch waschen und in Portionen schneiden. Wenn es eine Keule ist, lässt man sie am Stück und schneidet sie nur an einigen Stellen ein, damit sie leichter gar wird. Das Fleisch einölen und ins Blech legen. In der Folge Kartoffeln schälen, nach Möglichkeit kleine, die man ganz lässt. Wenn sie groß sind, in mittelgroße Stücke schneiden und einritzen. Anschließend zum Fleisch ins Blech legen, mit Salz, Pfeffer und Thymian würzen, Zitronensaft und das übrige Öl darüber gießen und bei mittlerer Hitze etwa 2 Stunden im Backofen braten.

Lamm im Ofen mit Kartoffeln

1 kg Lamm
½ kg Kartoffeln
Saft einer Zitrone
Thymian
Salz - Pfeffer
½ Tasse Olivenöl

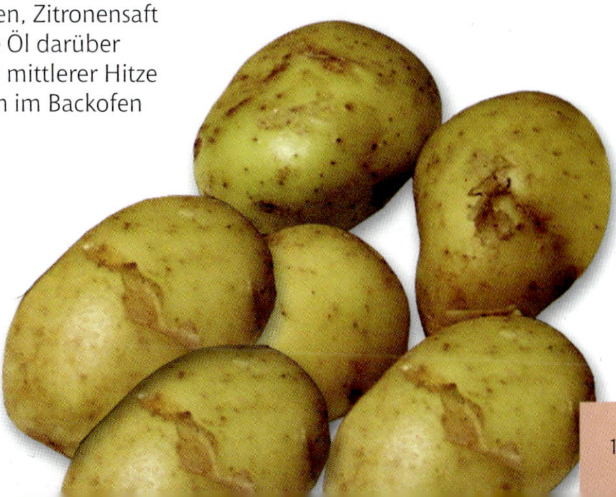

Lammfrikassee

1 kg Lamm
½ kg Zwiebeln
1 kg Petersilie oder 3 Sommerendivien
2 Eier
1 Zitrone
Salz - Pfeffer
½ Tasse Olivenöl

Das Fleisch waschen, in Portionen schneiden, salzen und pfeffern. Das Fleisch mit den grobgeschnittenen Zwiebeln in einem Topf in heißem Öl anbraten. Wenn es rundherum angebraten ist, eine halbe Tasse Wasser hineingießen und kochen lassen. In der Folge die gewaschene Petersilie, Salz und Pfeffer zum Fleisch geben. Wenn das Essen fast fertig ist, die Eier schlagen und langsam den Zitronensaft und etwas Brühe vom Essen unterrühren. Diese Mischung in den Topf geben, kurz unterrühren und das Essen ist fertig.

Statt Petersilie kann man auch Sommerendivie verwenden und dem gleichen Rezept folgen

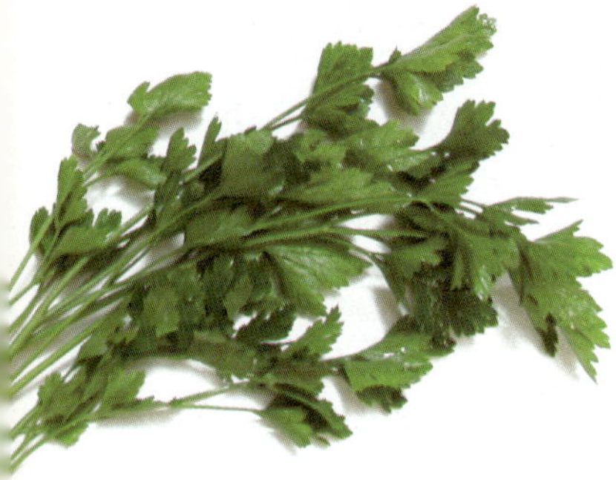

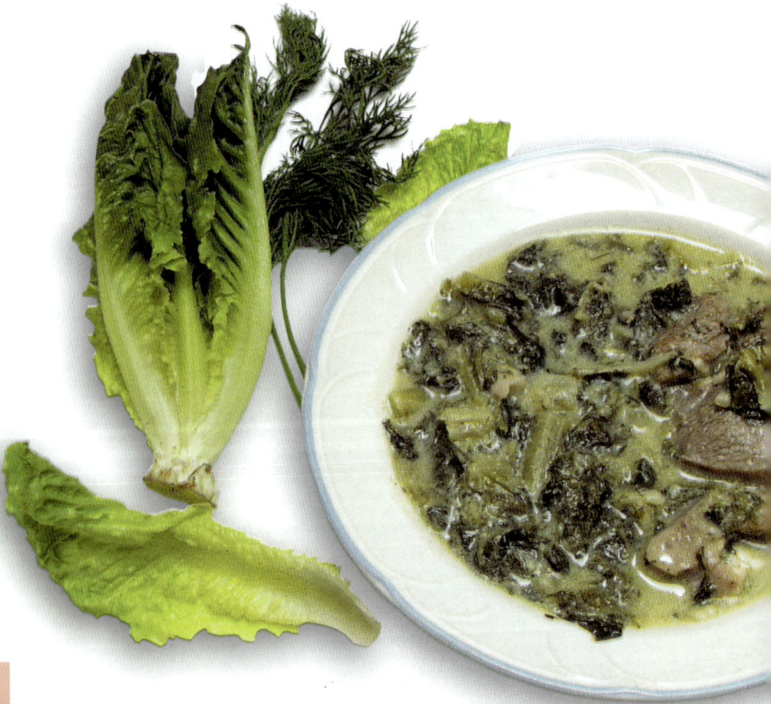

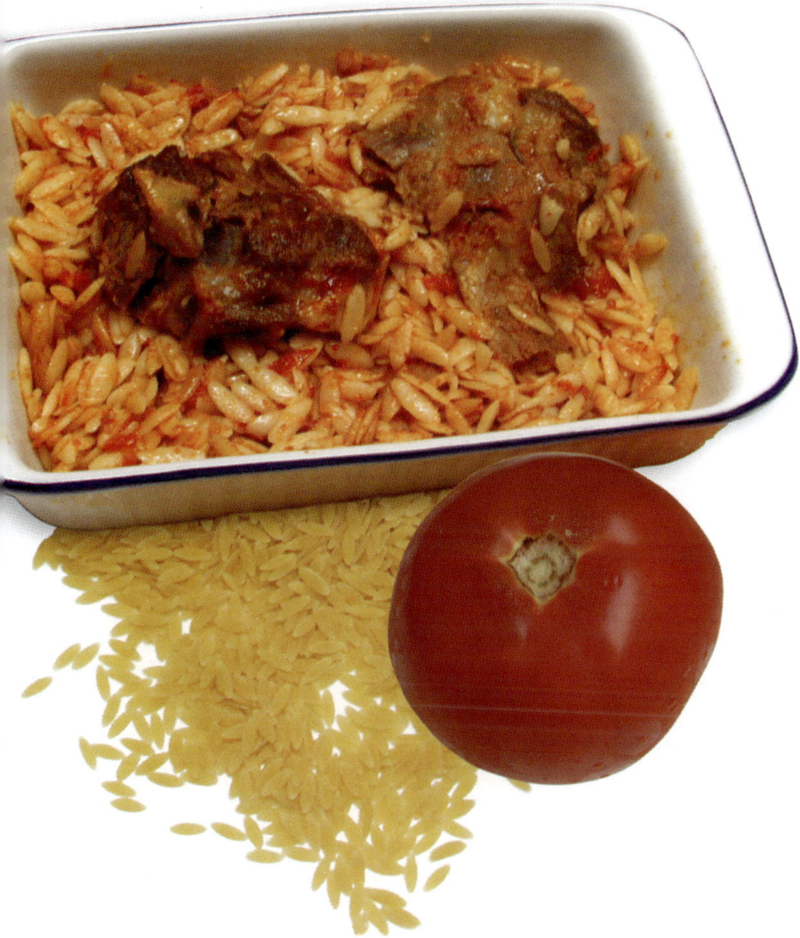

Lamm Jouvetsi

1 kg Lamm
½ kg Nudeln
½ kg Tomaten
1 Zwiebel
1 Knoblauchzehe
1 Tasse Olivenöl

Das Fleisch waschen, in Portionen schneiden und in ein Blech legen. Die Tomaten, Zwiebel und Knoblauch feingeschnitten, Salz, Pfeffer, Öl und eine Tasse Wasser dazugeben. Das Blech in den Backofen schieben und braten lassen. Wenn das Fleisch fast gar ist, die Kritharaki - Nudeln dazugeben und braten lassen.

Rindfleisch in Weinsauce

½ kg Rindfleisch
3-4 reife Tomaten
3 Zwiebeln
1 Tasse roten Wein
2-3 Lorbeerblätter
½ Tasse Olivenöl

Das Fleisch in Würfel schneiden. Die Tomaten und Zwiebel in große Stücke schneiden und in heißem Öl dünsten. Das Fleisch dazugeben und ebenfalls von allen Seiten anbraten. Die pürierten Tomaten, Wein, Lorbeerblätter, Salz und Pfeffer dazugeben. Anschließend in einer Auflaufform für etwa 1 ½ Stunden in den Backofen schieben.

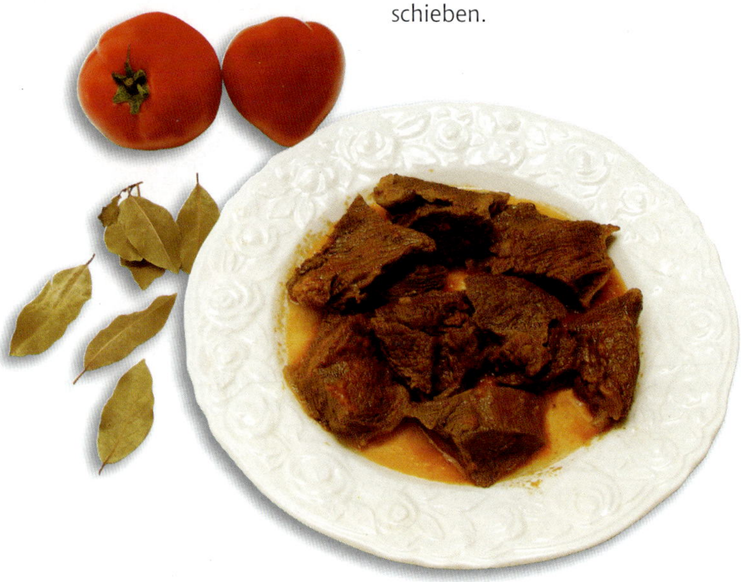

Rindfleisch in roter Sauce

1 kg Rindfleisch
1 Zwiebel
2 Knoblauchzehen
1 kg pürierte Tomaten
1-2 Lorbeerblätter
1 Zimtstange
3-4 Nelken
1 Tasse roten Wein
Salz - Pfeffer
1 Tasse Olivenöl

Das Rindfleisch waschen und in kleine Stücke schneiden. In heißem Öl mit der feingehackten Zwiebel und Knoblauch anbraten. Nach wenigen Minuten mit Wein löschen, die Tomate, Lorbeerblätter, Nelken, Zimt, Salz, Pfeffer und 2 Tassen Wasser dazugeben. Bei mittlerer Hitze ca. 1 Stunde kochen lassen. Mit Pommes frites, Reis oder Nudeln servieren.

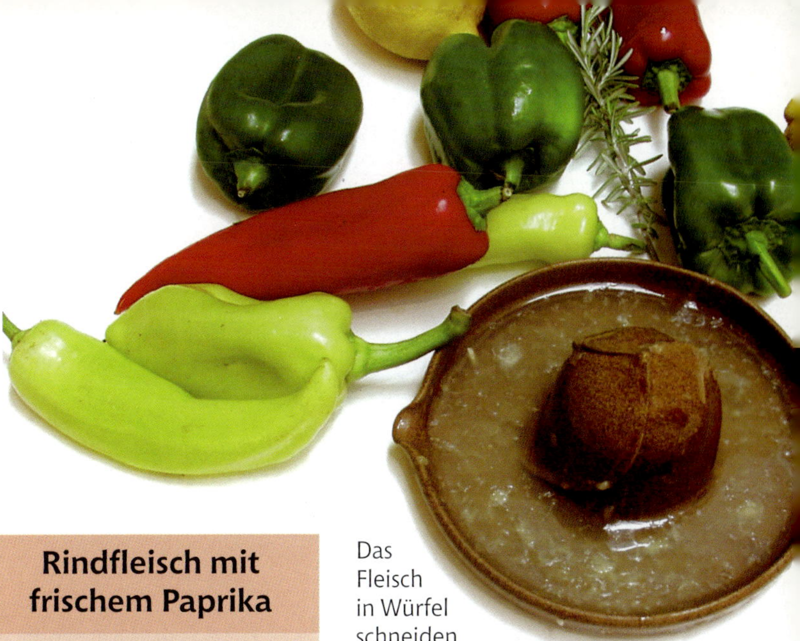

Rindfleisch mit frischem Paprika

1 kg Rindfleisch
4-5 reife Tomaten
1 kg frische Paprika
½ kg Zwiebel
Salz - Pfeffer
1 Tasse Olivenöl

Das Fleisch in Würfel schneiden und in heißem Öl anbraten. Anschließend die feingeschnittene Zwiebel, grobgeschnittene Paprika, pürierte Tomaten, Salz und Pfeffer dazugeben. Alles gut anbraten und 2 Tassen Wasser hineinschütten. Das Essen auf niedriger Flamme gut kochen lassen, bis das Wasser verdunstet ist.

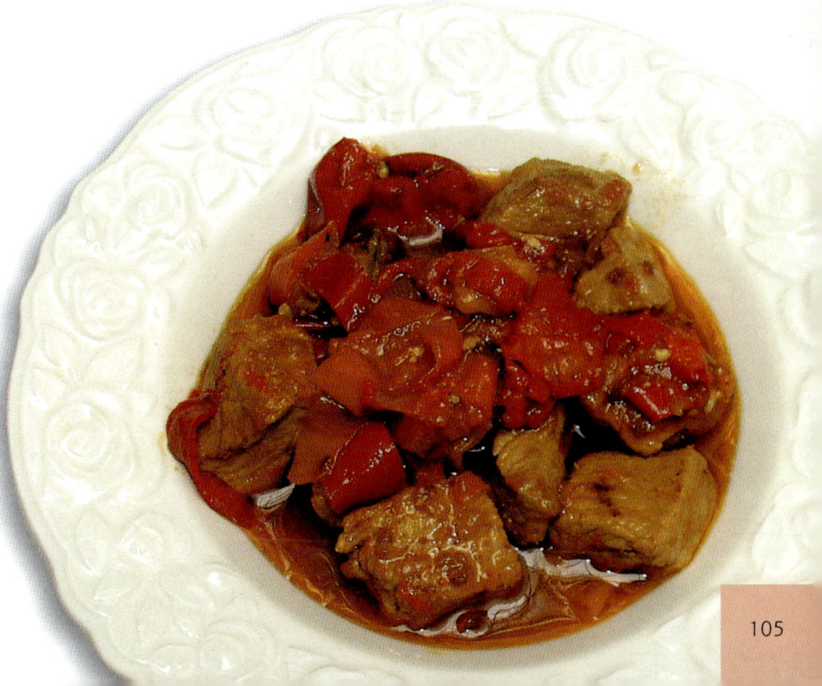

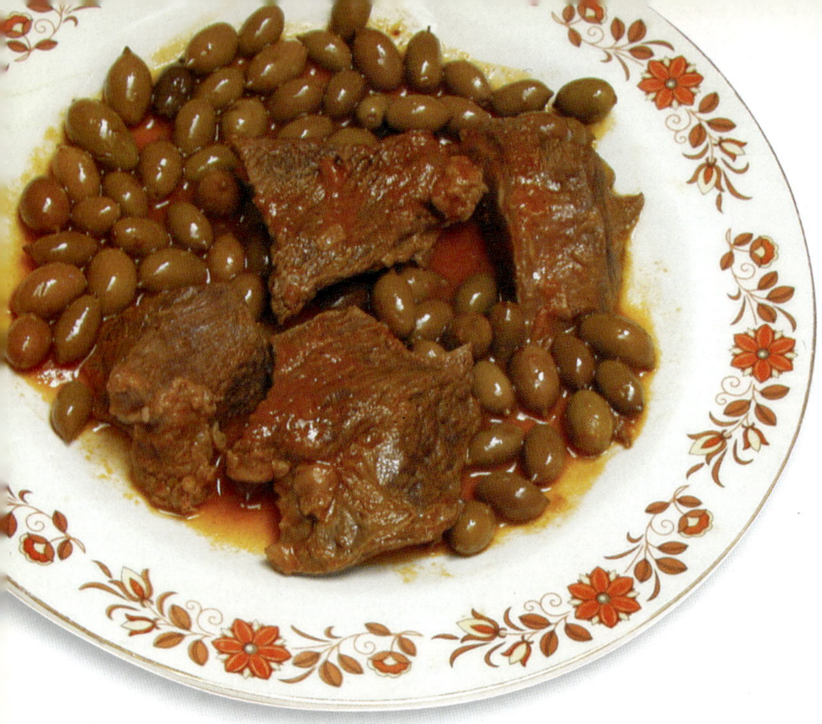

Rindfleisch mit grünen Oliven

1 kg Rindfleisch
½ kg grüne Oliven
3-4 reife Tomaten
1 Knoblauchzehe
Zimt
Salz - Pfeffer
1 Tasse Olivenöl

Das Fleisch waschen, in mittelgroße Stücke schneiden und in heißem Öl anbraten. Die pürierten Tomaten, feingehackten Knoblauch, Zimt, Salz, Pfeffer und 1 Tasse Wasser dazugeben. Das Ganze etwa 20 Minuten kochen lassen. In der Zwischenzeit die grünen Oliven in siedendes Wasser legen und wenn das Fleisch halb gar ist, in den Topf geben und noch eine halbe Stunde kochen lassen.

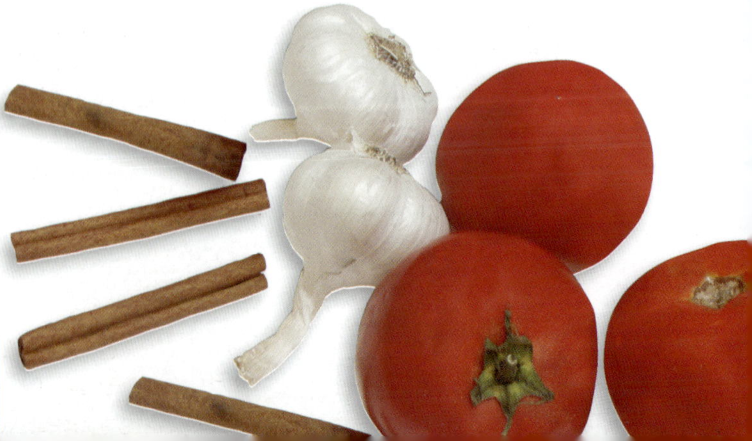

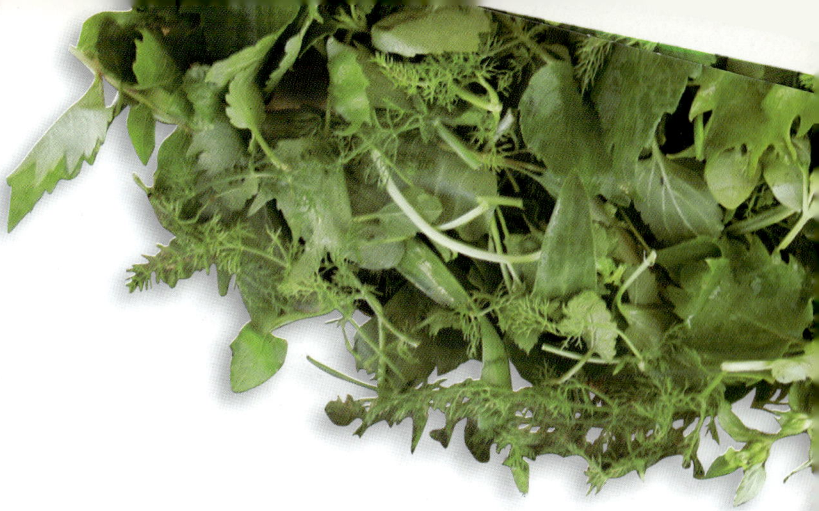

Schweinefleisch mit Wildgemüse (tsitsirista)

1 kg Schweinefleisch
½ kg Wildgemüse
2-3 Zwiebeln
Salz - Pfeffer
1 Tasse Olivenöl

Das Wildgemüse putzen und gut waschen. Das Fleisch waschen und in Portionen schneiden. Das Fleisch in heißem Öl schmoren und wenn es halb gar ist, das kleingeschnittene Wildgemüse und die gehackten Zwiebeln dazugeben. Mit Salz und Pfeffer bestreuen, den Topf schließen, in eine kleinere Stufe schalten und das Essen in seinem Saft ungefähr 1 ½ Stunde schmoren lassen.

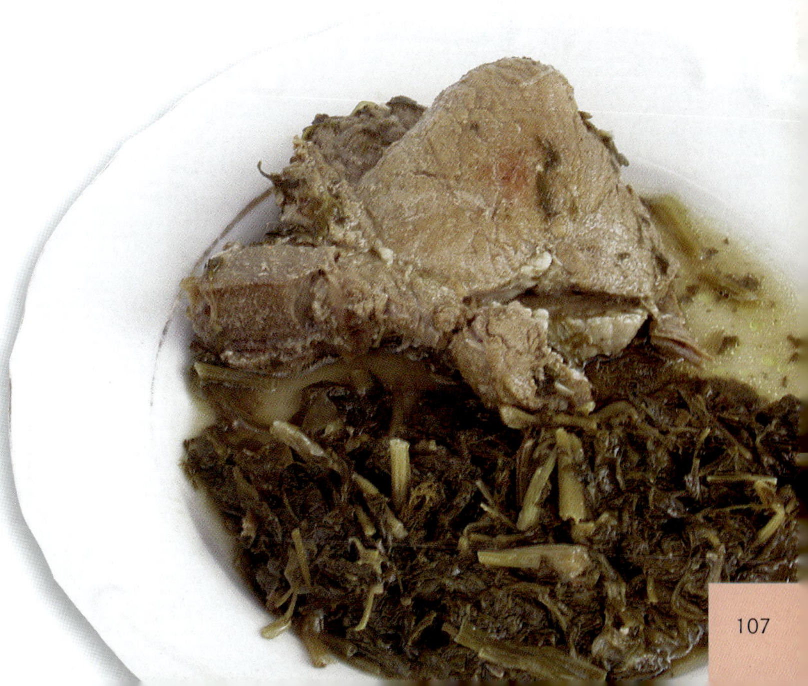

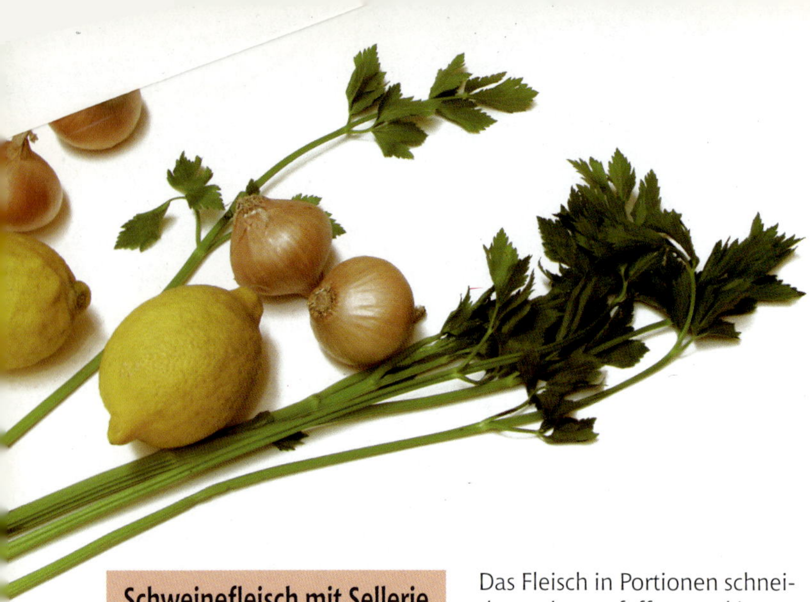

Schweinefleisch mit Sellerie

1 kg Schweinefleisch
1,5 kg Sellerie
2-3 Zwiebeln
2 Zitronen
Salz - Pfeffer
1 Tasse Olivenöl

Das Fleisch in Portionen schneiden, salzen, pfeffern und in einem Topf mit Wasser kochen. Wenn es halb gargekocht ist, das Öl, die feingehackten Zwiebel und den Sellerie in ca. 5 cm großen Stücken dazugeben. Alles zusammen etwa 1 Stunde kochen lassen.

Schweinefleisch in Weinsauce

½ kg Schweinefleisch
½ Tasse roten Wein
Salz - Pfeffer
½ Tasse Olivenöl

Das Fleisch gut waschen und in kleine Stücke schneiden. Das Fleisch in einer tiefen Pfanne in heißem Öl braten und wenn es halb gar ist, Wein, Salz und Pfeffer dazugeben, die Pfanne schließen und bei niedriger Hitze braten, bis nur noch das Öl zurückbleibt.

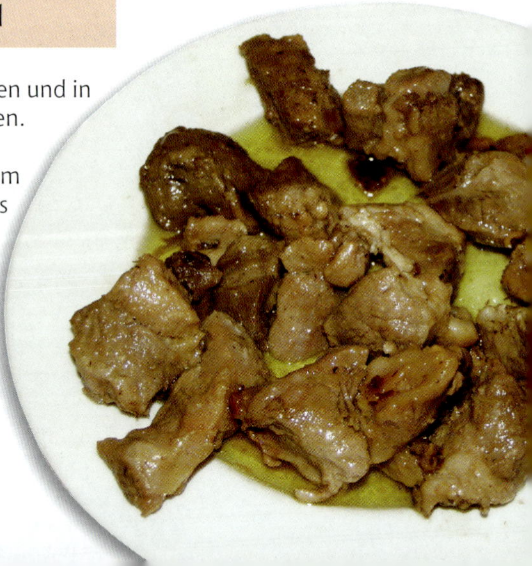

Hackfleischklopse (jouvarlakia)

1 kg Rindhackfleisch
1 Mokkatasse Reis
2 geriebene Zwiebeln
3 Eigelb 1 geschlagenes Eiweiß
Saft von 2 Zitronen
1 Bund feingehackte Petersilie
Salz - Pfeffer
1 Mokkatasse Olivenöl

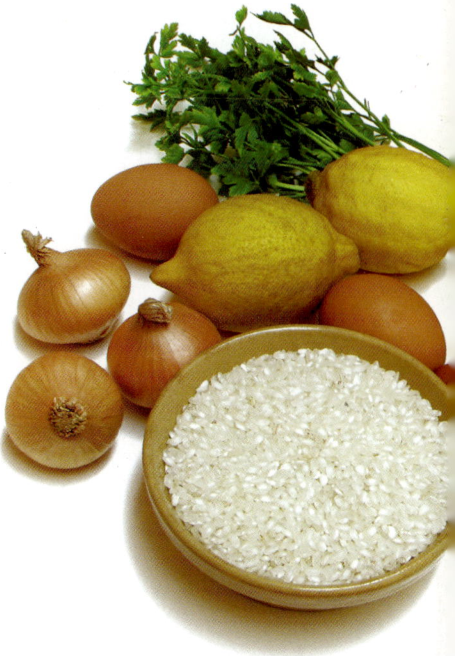

Das Hackfleisch, die geriebenen Zwiebeln, den Reis, Petersilie und eine Tasse Wasser in einer Schüssel kneten und zum Schluß das geschlagene Eiweiß darunter heben. Kleine Bällchen formen und in Mehl wenden.
Zwei Liter Wasser in einen Topf geben und sobald es zum Kochen kommt, ein bißchen Salz, Öl und die Bällchen dazugeben und etwa 1 ½ Stunden kochen lassen.
Wenn das Essen fertig ist, die Eidotter schlagen und dabei Zitronensaft und Brühe dazugeben. Die Eier - Zitronen - Sauce in den Topf geben, den Herd ausschalten und das Essen sofort servieren.

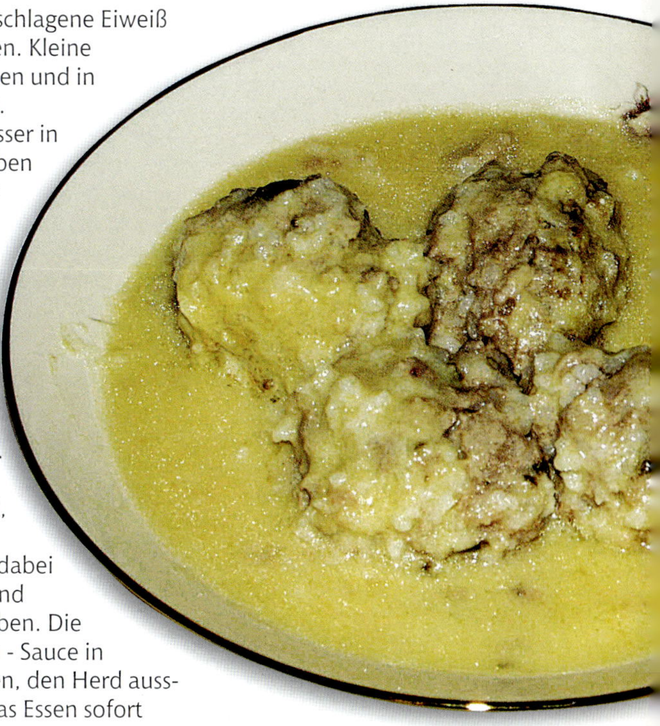

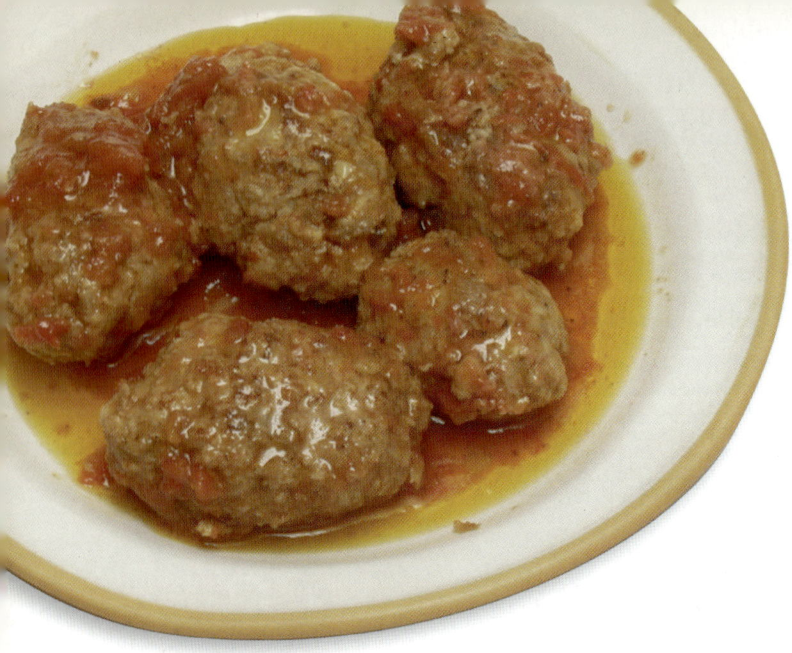

Soutzoukakia

½ kg Hackfleisch
2 Scheiben Brot ohne Kruste
4-5 reife Tomaten
2 Knoblauchzehen
1 Ei
½ Tasse roten Wein
½TL Kümmel
Salz - Pfeffer
½ Tasse Olivenöl

Das Hackfleisch mit dem in Wein eingeweichten Brot, zerriebenem Knoblauch, dem Ei, Salz Pfeffer und Kümmel in einer Schüssel kneten. Anschließend kugelförmige oder ellipsoide Bällchen formen und etwa eine Stunde stehen lassen. Danach die Bällchen in heißem Öl leicht anbraten, die pürierten Tomaten, 1 Tasse Wasser, ein bißchen Salz dazugeben und sobald die Sauce eindickt, alles in ein Blech legen und für etwa eine halbe Stunde in den Backofen schieben.

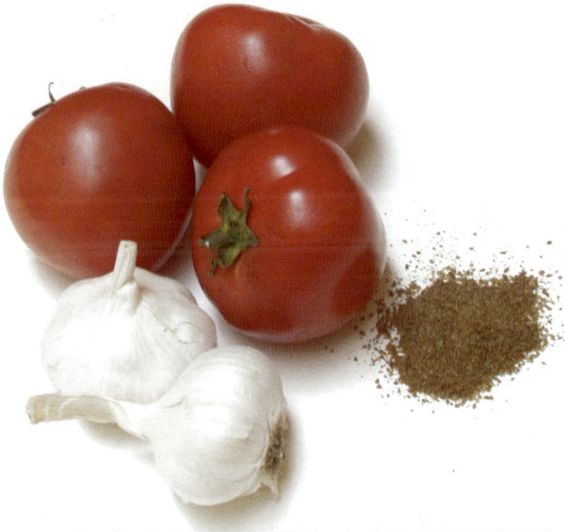

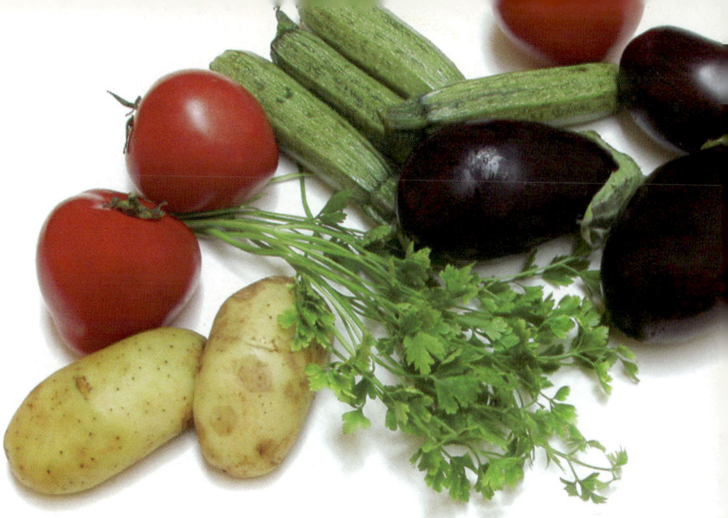

Musakas

700 g Hackfleisch
2 große Auberginen
1 kg Kartoffel
4-5 Zucchini
2 Tomaten
1 Zwiebel
Petersilie
Salz - Pfeffer
½ Tasse Olivenöl und Öl zum Braten
Bechamelsauce

Das Gemüse in Scheiben schneiden und jede Art für sich anbraten. Das Hackfleisch mit der Zwiebel in heißem Öl anbraten. Die pürierten Tomaten, Petersilie, Salz, Pfeffer dazugeben und ca. 20 Minuten kochen lassen. Eine Schicht angebratene Kartoffeln in eine Auflaufform legen, darüber die Zucchini, dann das Hackfleisch und die Auberginen. Schließlich schüttet man die Bechamelsauce darüber und gibt die Form für ungefähr 45 Minuten in den vorgeheizten Backofen.

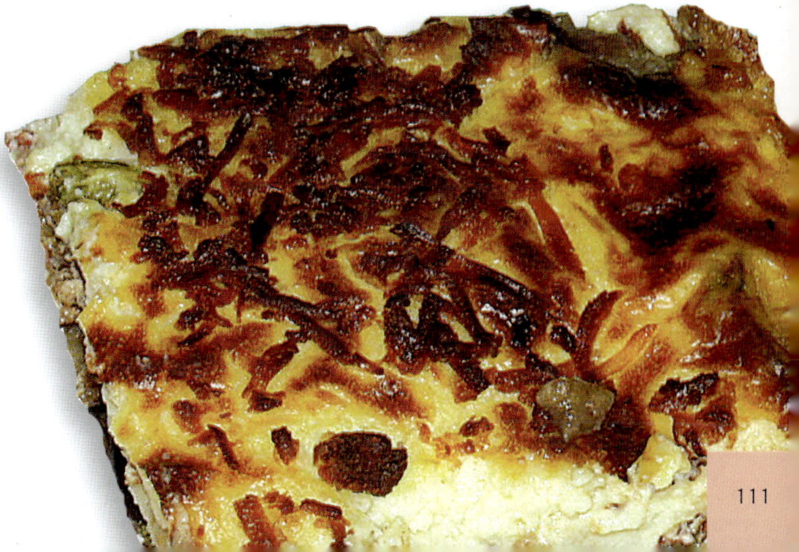

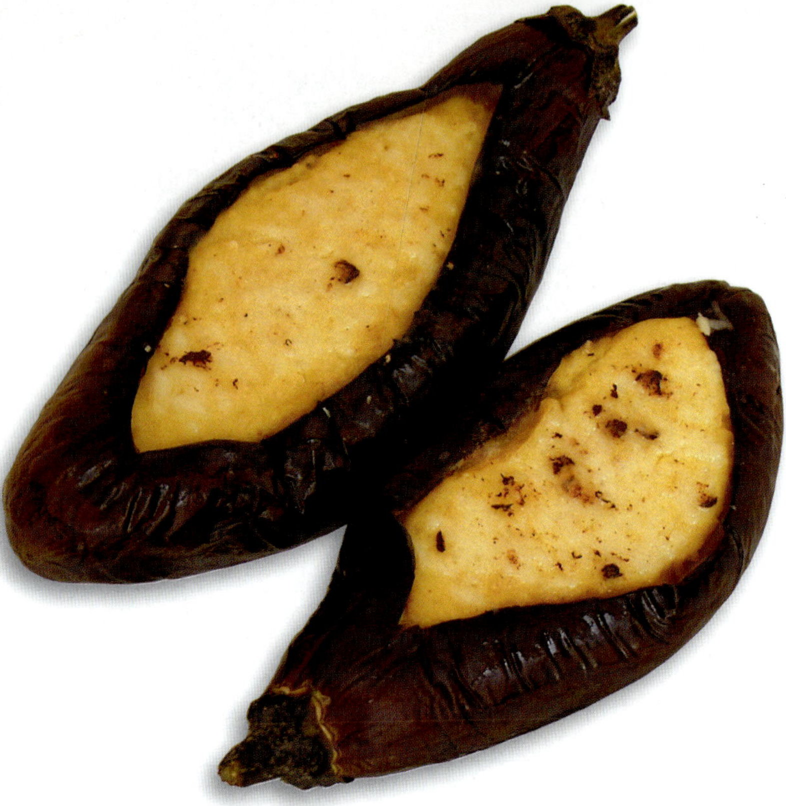

Auberginen papoutsakia

½ kg Rindhackfleisch
11 längliche Auberginen
2 geriebene Zwiebeln
1 Bund Petersilie
3 pürierte Tomaten
Zimt
Salz - Pfeffer
1 Tasse Olivenöl

Die Auberginen waschen, der Länge nach durchschneiden und mit einem Löffel aushöhlen, do daß sie einem Boot ähnlich sehen. Den Stil nach Möglichkeit belassen. Die Auberginen leicht anbraten und abtropfen lassen.
In einen Topf eine halbe Tasse Öl geben, erhitzen und darin die geriebenen Zwiebeln dünsten. Das Hackfleisch dazugeben und unter ständigem Rühren anbraten. Die pürierten Tomaten, Petersilie, Zimt, Salz und Pfeffer dazugeben und das Ganze etwa eine halbe Stunde braten.
Die Auberginen in ein Blech setzen, mit dem Hackfleisch füllen und je nach Belieben eine Schicht Bechamelsauce darüber leeren. Etwa eine halbe Stunde in den Backofen geben.

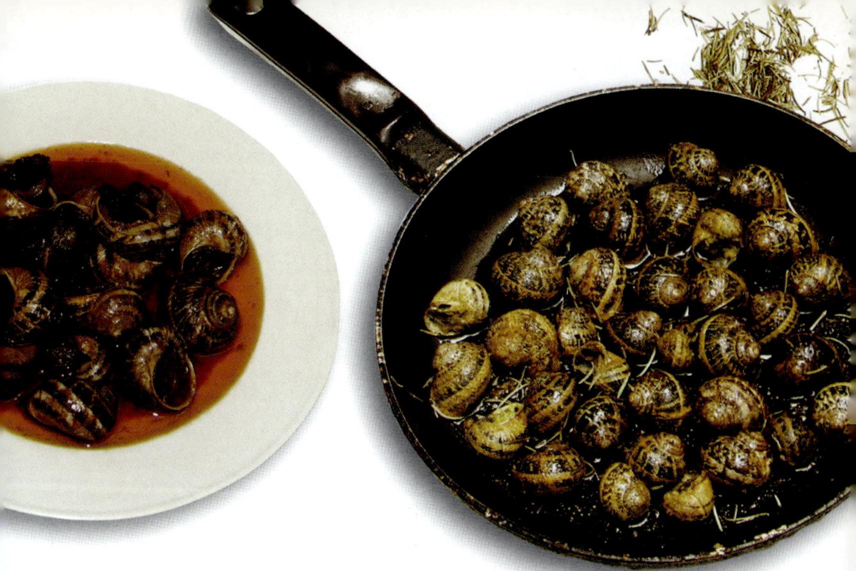

Schnecken

1 kg große Schnecken
4-5 Tomaten
½ kg Zwiebeln
½ Knoblauchzehe
1 Mokkatasse Essig
1 Zweig Rosmarin
Salz - Pfeffer
1 ½ Tassen Olivenöl

Die Schnecken in eine Schüssel mit Wasser geben, so daß sie äußerlich aufweichen und anschließend die Schneckenhäuser mit einem Messer reinigen. Gut abwaschen und abtropfen lassen. In einem Topf die Zwiebeln und den Knoblauch in heißem Öl dünsten. Die pürierten Tomaten, Essig, Rosmarin, Salz, Pfeffer und 1 Glas Wasser dazugeben. Ungefähr 10 Minuten kochen lassen und anschließend die Schnecken dazugeben und noch mal etwa 1 Stunde kochen.

Gebratene Schnecken (bourbouristi)

½ kg Schnecken
1 Mokkatasse Essig
1 Zweig Rosmarin
Salz
½ Tasse Olivenöl

Die Schnecken in eine Schüssel mit Wasser geben, so daß sie äußerlich aufweichen und anschließend die Schneckenhäuser mit einem Messer reinigen. Die Pfanne aufs Feuer stellen und ihren Boden mit Salz bedecken. Die Schnecken mit der Öffnung nach unten auf das Salz setzen und kurz so lassen. Anschließend Öl und nach einigen Minuten Essig und Rosmarin dazugeben. Die Pfanne abdecken und das Essen einmal aufkochen lassen.

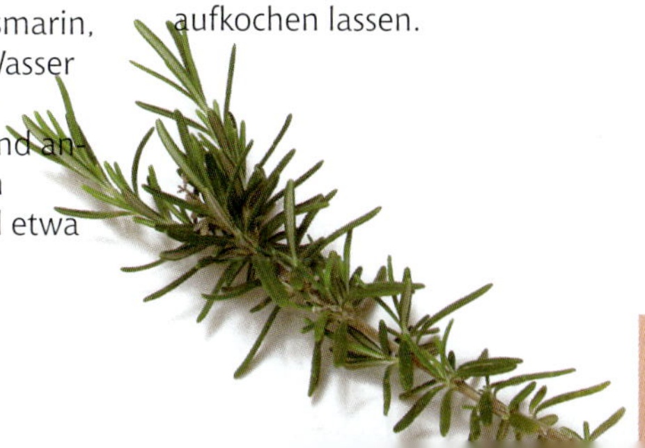

Fische-Meeresfrüchte

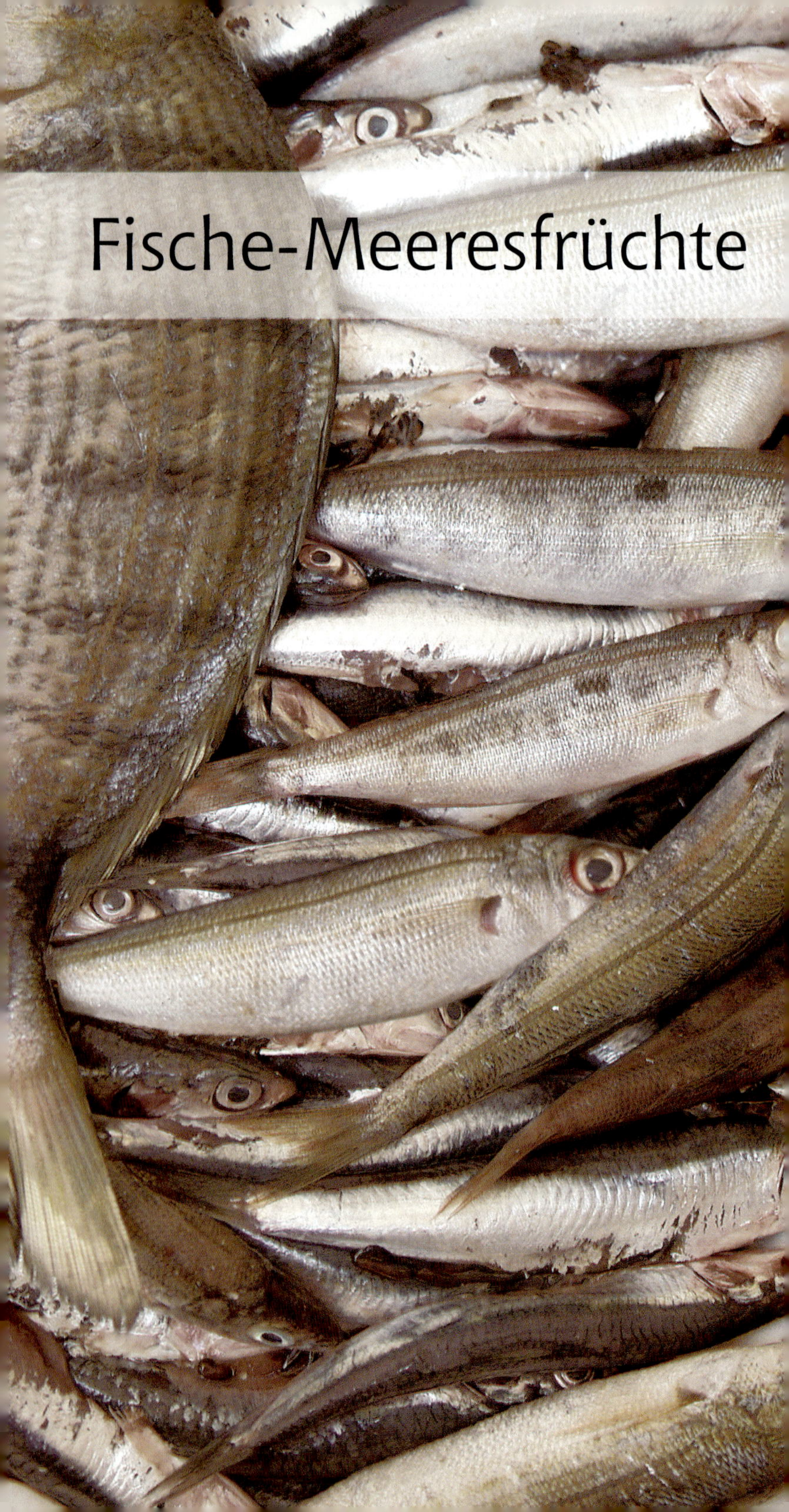

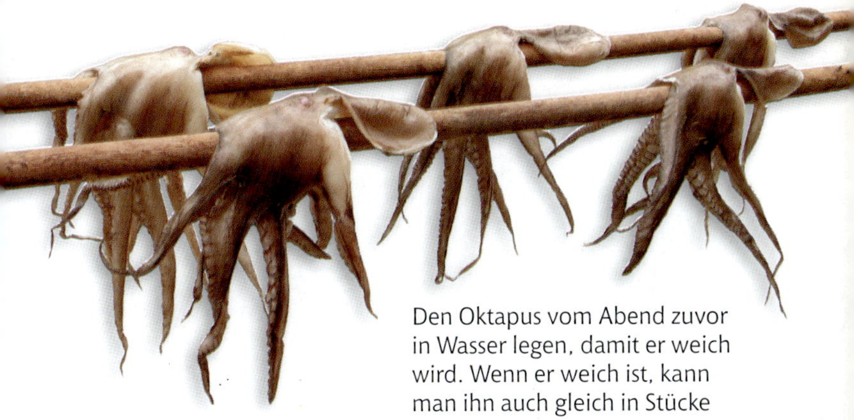

Oktapus mit Nudeln

1 kg Oktapus
½ kg Nudeln
3-4 reife Tomaten
1 große Zwiebel
½ Tasse roten Wein
Salz - Pfeffer
1 Tasse Olivenöl

Den Oktapus vom Abend zuvor in Wasser legen, damit er weich wird. Wenn er weich ist, kann man ihn auch gleich in Stücke schneiden, waschen und abtropfen lassen. In einem Topf in heißem Öl die feingehackte Zwiebel dünsten. Dann den Oktapus dazugeben, unter umrühren anbraten und mit Wein löschen. Wasser dazugeben und auf niedriger Flamme köcheln lassen. Wenn er halb gar ist, die pürierten Tomaten, Salz, Pfeffer dazugeben und alles gut kochen lassen. Den Oktapos mit einem Schaumlöffel aus dem Topf nehmen und in seiner Soße die Nudeln kochen. Warm servieren.

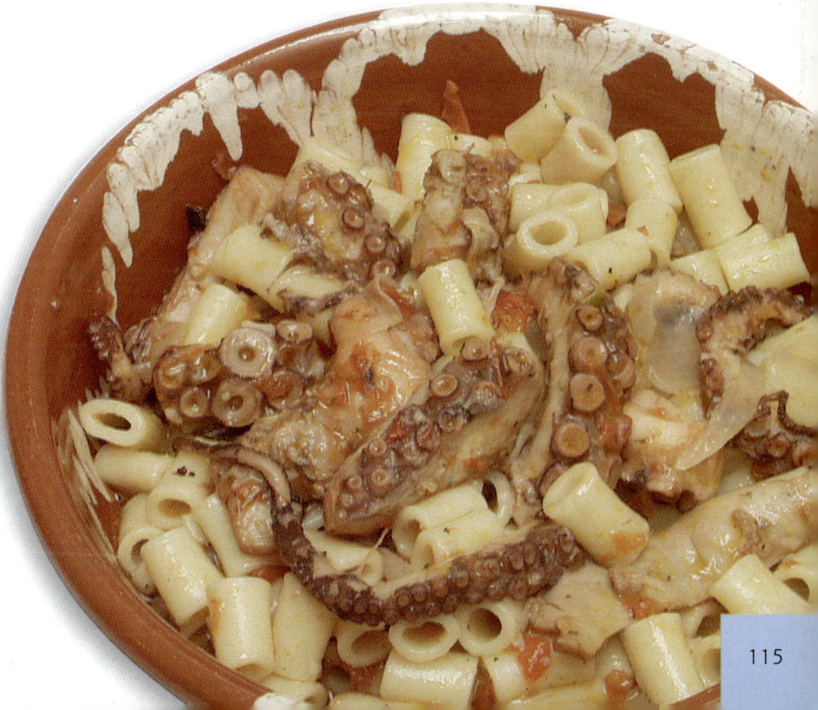

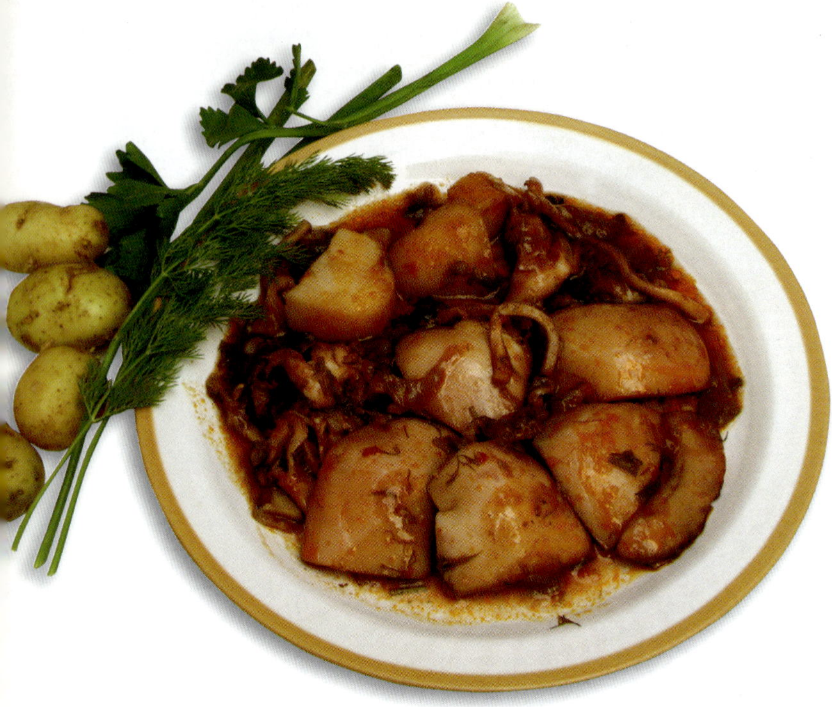

Sepien mit Fenchel

1 kg Sepien
1 kg Fenchel
2 Frühlingszwiebeln
1 EL Mehl
1 Zitrone
Salz - Pfeffer
1 Tasse Olivenöl

Die Sepien putzen, waschen und kochen. Wenn sie weich sind, aus dem Topf nehmen und in Stücke schneiden. Den Fenchel schneiden und kochen. In einen Topf Öl, Fenchel, feingehackte Zwiebeln, die Sepien, Salz und Pfeffer geben und etwa eine halbe Stunde kochen. Wenn das Essen fertig ist, den Zitronensaft, in dem man das Mehl aufgelöst hat, unterrühren, damit die Soße eindickt.

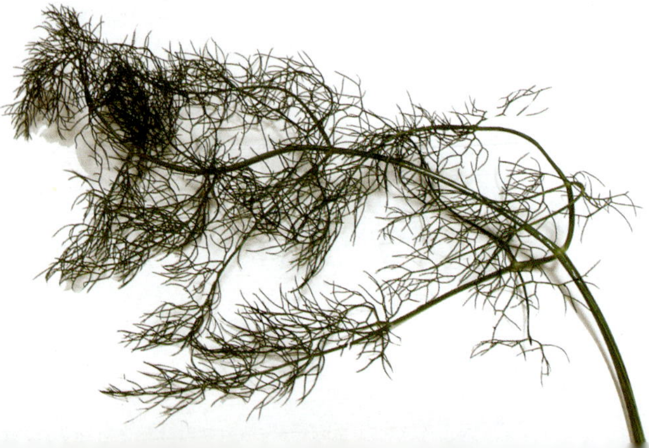

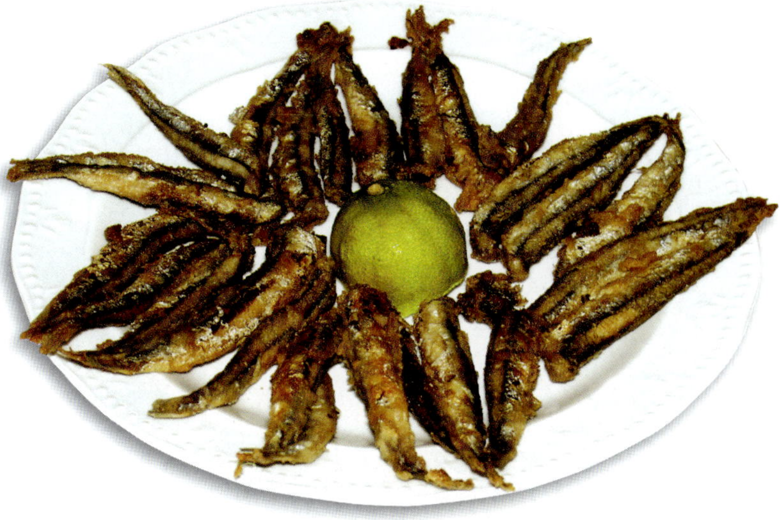

Anschoven im Ofen

1 kg Anschoven
2 Zitronen
1TL Oregano
Salz - Pfeffer
½ Tasse Olivenöl

Die Anschoven ausnehmen, die Köpfe wegwerfen und gut waschen. In ein Blech legen, mit Oregano bestreuen, Zitronensaft darüber gießen, Salz, Pfeffer, Öl und ein bißchen Wasser dazugeben und für etwa 40 Minuten in den Backofen schieben.

Gebratene Tintenfische

1 kg Tintenfische
Mehl
2 Zitronen
Salz
Olivenöl zum Braten

Die Tintenfische säubern und waschen. Mehl und Salz mischen, die Tintenfische darin wenden und in sehr heißem Öl unter ständigem Wenden ausbacken. Wenn sie fertig sind, mit einem Schaumlöffel aus dem Öl nehmen und heiß mit Zitronenscheiben garniert servieren.

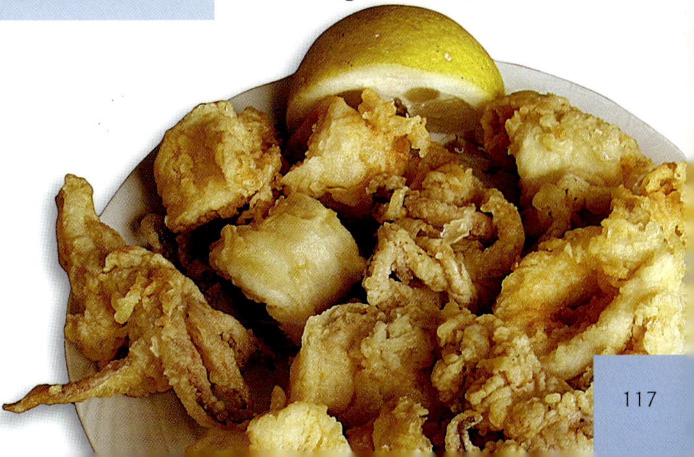

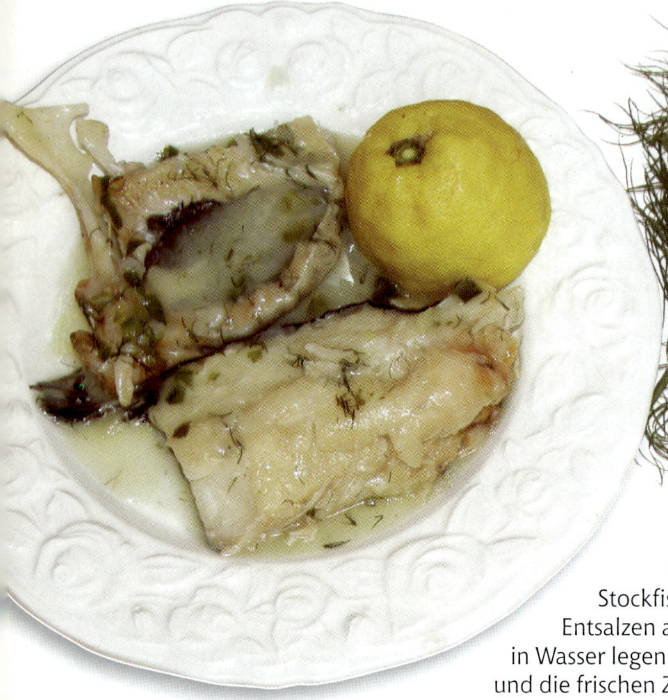

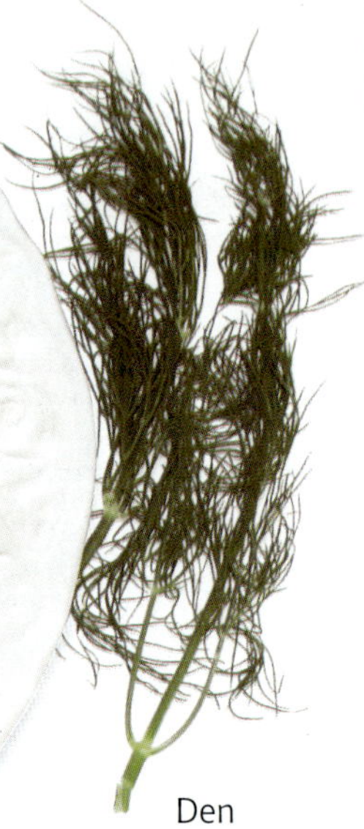

Stockfisch mit Zitronensauce

½ kg Stockfisch
1 Zwiebel
1 Bund Frühlingszwiebeln
Dill
Petersilie
2 EL Mehl
1 Zitrone
Pfeffer
½ Tasse Olivenöl

Den Stockfisch zum Entsalzen am Tag zuvor in Wasser legen. Die trockene und die frischen Zwiebeln feingehackt in heißem Öl dünsten. 2 Tassen Wasser hineinleeren und sobald es zu kochen beginnt, Dill und Petersilie. In der Zwischenzeit den Stockfisch waschen, in Portionen schneiden und mit Salz und Pfeffer für etwa 20 Minuten in den Topf geben. Das Mehl mit etwas Wasser, Zitronensaft und etwas Brühe verrühren, in den Topf geben und nochmals kurz aufkochen lassen.

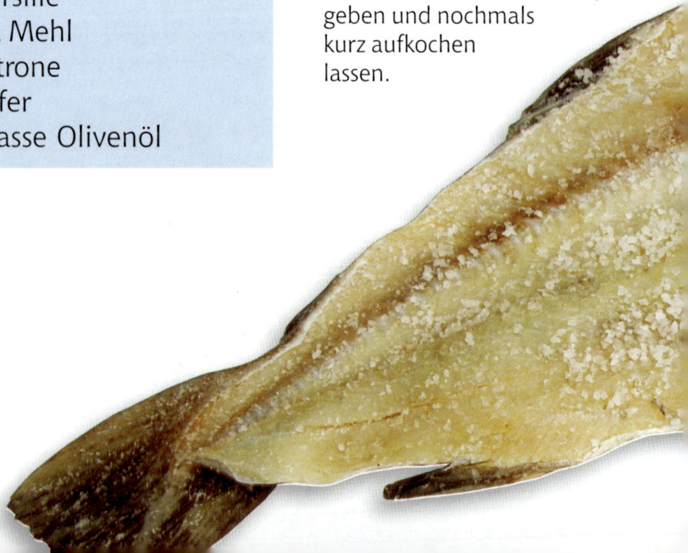

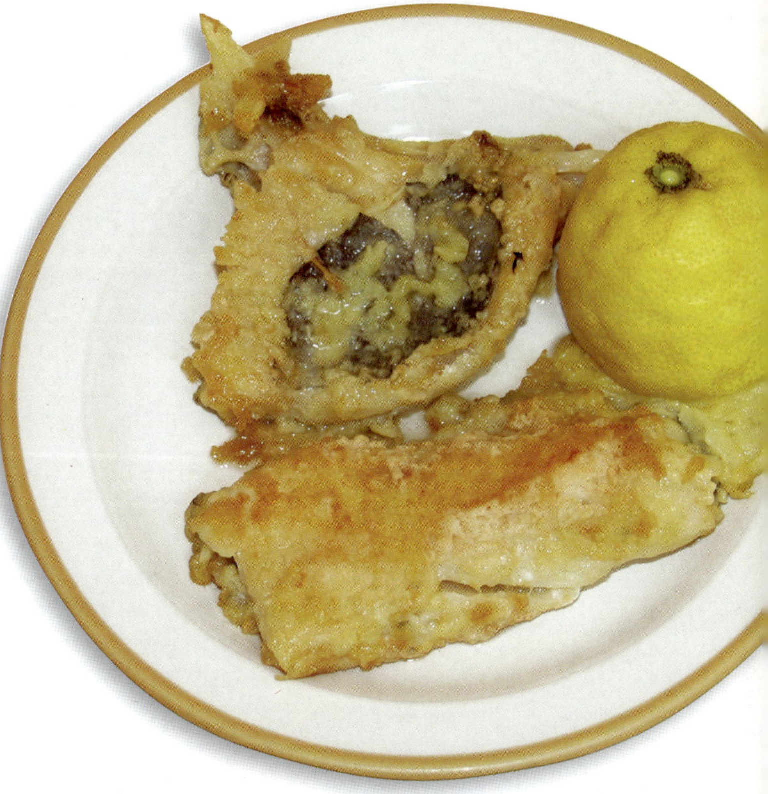

Gebratener Stockfisch

½ kg Stockfisch
1 Ei
1 Tasse Mehl
Olivenöl zum Braten

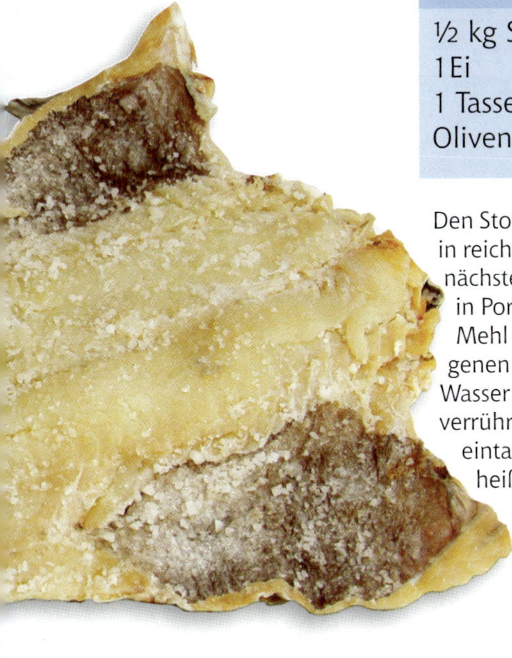

Den Stockfisch vom Tag zuvor in reichlich Wasser legen. Am nächsten Tag gut waschen und in Portionen schneiden. Das Mehl mit Salz, dem geschlagenen Ei und ein bißchen Wasser zu einem Frittierteig verrühren, die Stockfischstücke eintauchen und in sehr heißem Öl ausbacken.

Gerichte mit Teig

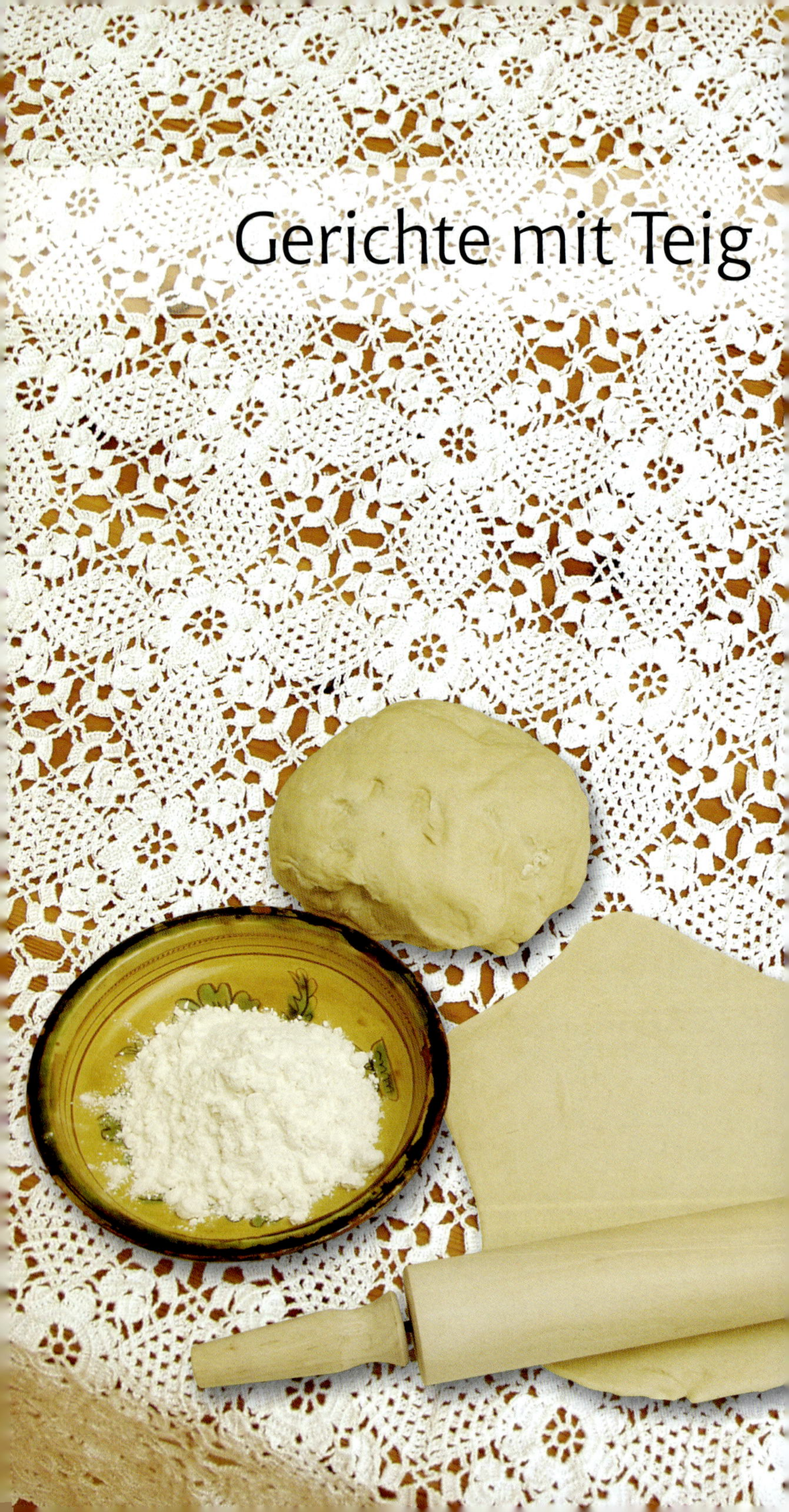

Hähnchenteig

1 Hähnchen
½ kg Zwiebeln
3 Eier
½ Tasse Milch
1 Tasse geriebene Käse
Salz - Pfeffer - Muskat
½ Tasse Olivenöl
10 Teigblätter

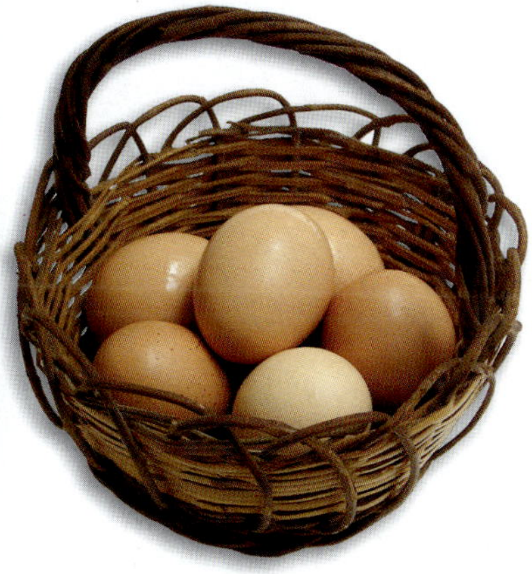

Das Hähnchen waschen und kochen. Die Zwiebeln in Ringe geschnitten und Salz dazugeben. Wenn das Hähnchen kocht, nehmen wir es aus dem Wasser und lassen die Zwiebeln weiter kochen, bis sie zu einem Brei werden. Das Hähnchen schneiden, die Haut und Knochen entfernen und anschließend mit der Hand in Streifen teilen. Wenn die Brühe mit den Zwiebeln eingedickt ist, gibt man die Milch und das Hähnchenfleisch dazu, rührt gut und lässt es noch ein bißchen kochen. In der Folge den Topf vom Feuer nehmen, die Eier, den geriebenen Käse, Salz, Pfeffer und Muskatnuß dazugeben und gut unterrühren. Das Blech einölen und 7 Teigblätter auslegen, wobei man jedes einzeln einölt. Die Füllung ausbreiten, mit den übrigen Teigblättern, ebenfalls jedes einzeln eingeölt, abdecken. Die Stücke an der Oberfläche einschneiden und im Backofen bei mittlerer Hitze ca. eine Stunde backen.

Reisteig

½ kg Reis
9 Eier
½ kg Käse
eine Prise Salz
1 Tasse Olivenöl
10 Teigblätter

Den Reis halbweich kochen, abtropfen lassen und mit kaltem Wasser abspülen. In eine Schüssel geben und Salz, die geschlagenen Eier, geriebenen Käse und 3 Löffel Olivenöl dazugeben. Gut vermischen. Auf dem eingölten Blech 3 Teigblätter auslegen, darauf etwas Füllung, wieder 1 Teigblatt und Füllung usw. Die Oberfläche jedes Teigblattes einölen. Die Oberfläche des Gebäcks einschneiden und das Blech etwa eine Stunde in den vorgeheizten Backofen schieben.

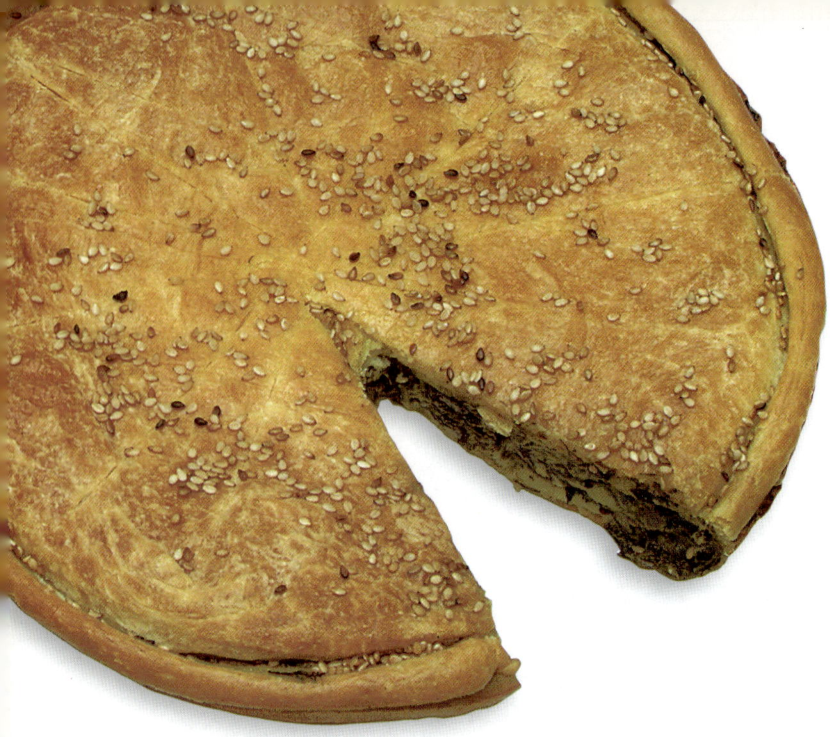

Spinatteig

Für den Blätterteig
4 Tassen Mehl
1 Tasse Wasser
1 Prise Salz
Saft einer halben Zitrone und geriebene Zitronenschale

Für die Füllung
1 kg Spinat
2 Stauden Lauch
4 Frühlingszwiebeln
1 Bund Dill
3 Eier
250 g Feta
Salz - Pfeffer
1 Tasse Olivenöl

Den Spinat und den Lauch säubern, waschen und schneiden. Dill und die Frühlingszwiebeln klein schneiden und alles in heißem Öl dünsten. Mit Salz und Pfeffer würzen und noch ein bißchen auf dem Feuer lassen. Vom Feuer nehmen, erkalten lassen und geriebenen Feta - Käse und die geschlagenen Eier dazugeben. In der Zwischenzeit den Teig auswellen, ein Blech einölen und das halbe Teigblatt auslegen. Die Füllung darauf ausbreiten und mit dem übrigen Teigblatt abdecken. In Stücke einschneiden, die Oberfläche einölen und im vorgeheizten Ofen ca. 1 Stunde backen.

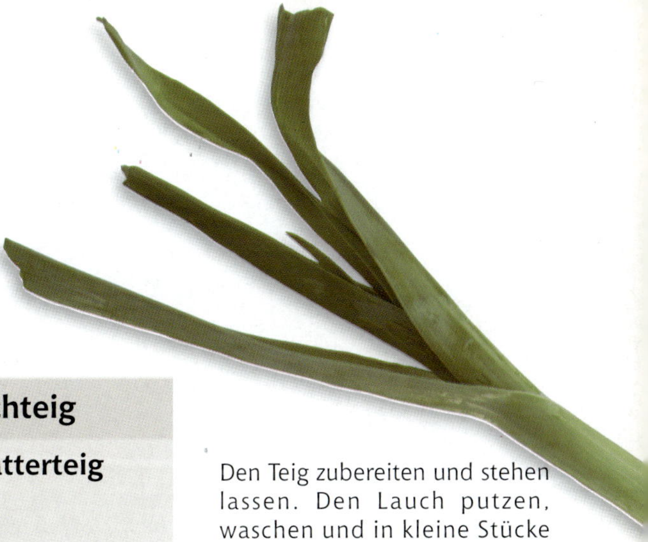

Lauchteig

Für den Blätterteig
1 kg Mehl
½ TL Salz
2 Tassen Wasser
3-4 EL Olivenöl

Für die Füllung
1 kg Lauch
6 Eier
300 g Feta
2 Tassen Milch
Salz - Pfeffer
½ Tasse Olivenöl

Den Teig zubereiten und stehen lassen. Den Lauch putzen, waschen und in kleine Stücke schneiden. Den Lauch mit dem geriebenen Feta - Käse, den geschlagenen Eiern, Milch, Öl, Salz und Pfeffer in eine Schüssel geben und gut mischen. Den Teig auswellen und das halbe Teigblatt in ein eingeöltes Blech legen, damit es nicht anhängt. Darüber die Füllung ausbreiten und mit dem übrigen Teigblatt abdecken. Die Oberfläche einölen und einschneiden und das Blech für ca. eine Stunde in den vorgeheizten Ofen schieben.

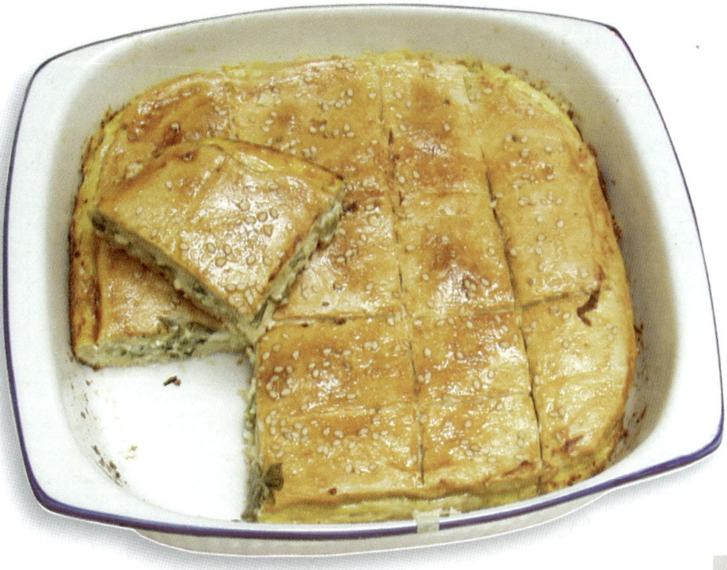

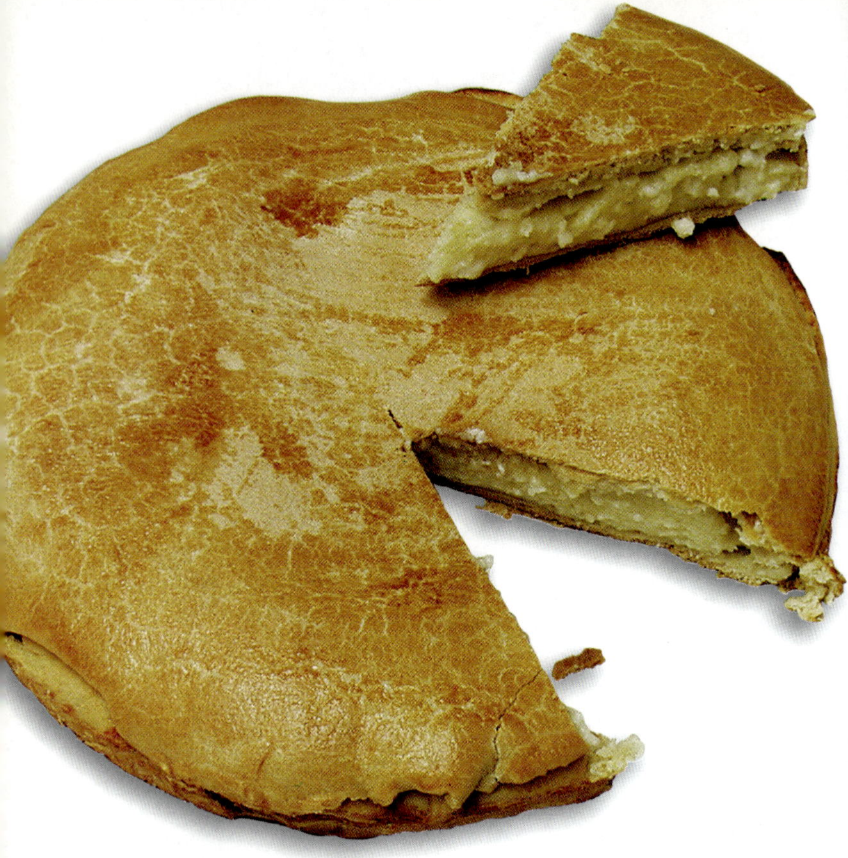

Käseteig

Für den Blätterteig
2 Tassen Mehl
1 Ei
5 EL Milch
½ TL Salz
4 EL Olivenöl

Für die Füllung
½ kg Feta
3 Eier
1 Tasse Milch
3 EL Mehl oder Grieß
2 EL Olivenöl

Den Teig zubereiten und stehen lassen. Die Füllung zubereiten und anschließend den Teig auswellen. Das halbe Teigblatt im eingeölten Blech auslegen. Die Füllung darüber ausbreiten und anschließend mit dem anderen Teigblatt abdecken. Über die Oberfläche ein geschlagenes Ei leeren und etwa 1 Stunde im vorgeheizten Backofen backen.

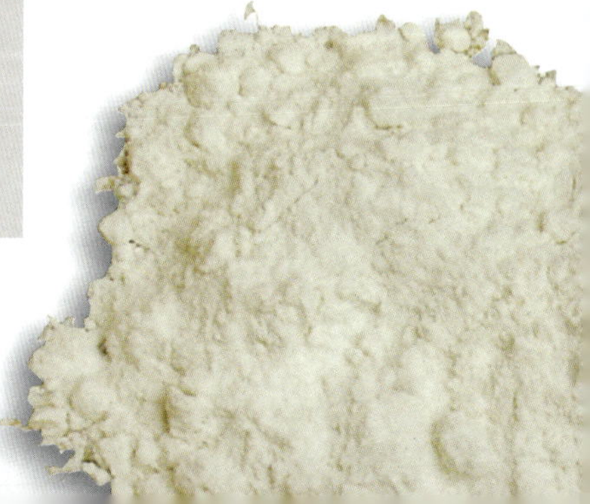

Hackfleischteig

Für den Blätterteig
2 Tassen Wasser
1 Tasse Olivenöl
4-5 Tassen Mehl
1 TL Essig
1 EL Salz

Für die Füllung
1 kg Rindhackfleisch
4 Zwiebeln
1 Tasse geriebenen Parmesan
4 Eier
Salz - Pfeffer - Muskat
½ Tasse Olivenöl

Die feingehackten Zwiebeln dünsten. Das Hackfleisch unter ständigem Rühren dazugeben. Mit einem Glas Wasser löschen, mit Salz, Pfeffer und Muskatnuß würzen und kochen lassen. Wenn das Hackfleisch gebraten ist, Topf vom Feuer nehmen und abkühlen lassen, um anschließend den geriebenen Parmesan, die Eidotter und gut geschlagene Eiweiße darunter zu mischen. Den Teig auswellen und die Hälfte in einem eingeölten Blech auslegen. Die Füllung darauf ausbreiten und mit dem übrigen Teigblatt abdecken. Einölen, einschneiden und im vorgeheizten Ofen etwa 1 Stunde backen.

Zucchiniteig

½ kg Zucchini
6 Eier
½ kg Feta
Salz - Pfeffer
½ Tasse Olivenöl
Blätterteig

Die Zucchini waschen, reiben und salzen. Den geriebenen Feta - Käse, Pfeffer und Öl dazugeben. Den Blätterteig im eingeölten Blech auslegen und die Füllung ausbreiten. Das Blech etwa eine halbe Stunde im vorgeheizten Ofen backen.

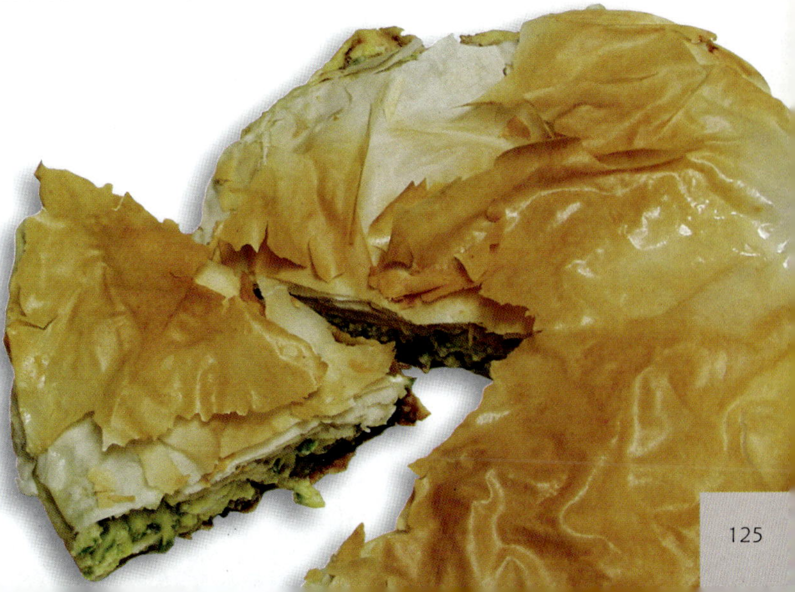

Süßigkeiten

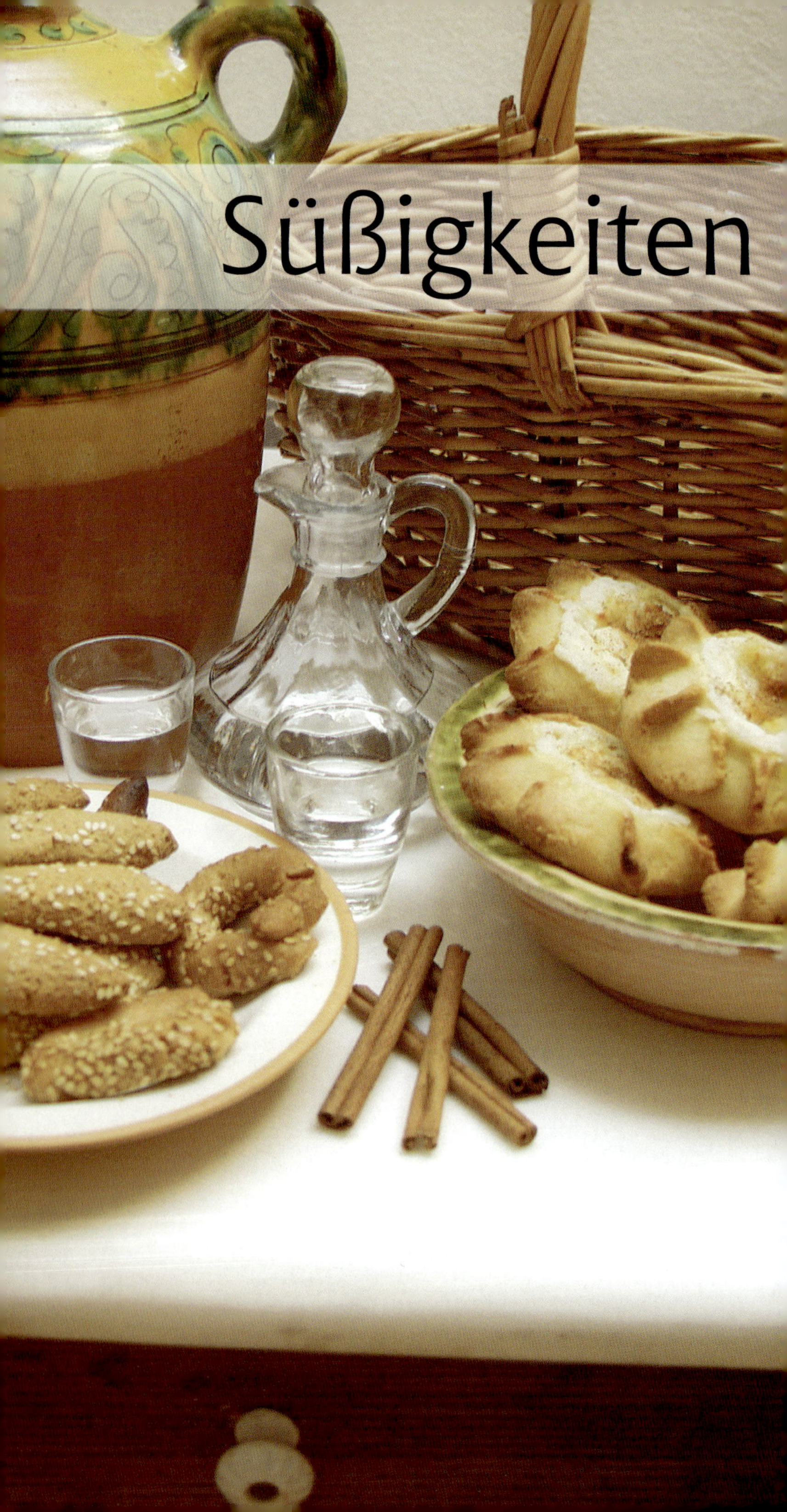

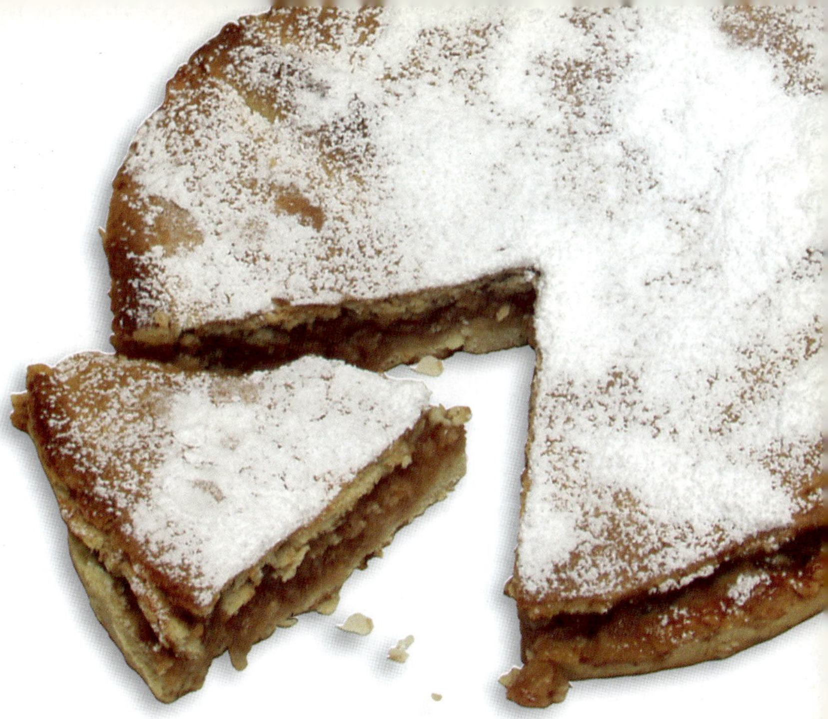

Apfelteig

5 Tassen Mehl
2 Tassen Zucker
2 Eier
2 TL Backpulver
1 Tasse grob gemahlene Nüsse
Zimt
6-7 Äpfel
ein bißchen Puderzucker
1 Tasse Öl

Das Öl gut mit einer Tasse Zucker verrühren. Die Eier und langsam auch das Mehl mit dem Backpulver dazugeben. Der Teig muß ziemlich fest und trocken sein.
Die Äpfel pürieren und mit dem übrigen Zucker, Zimt und Nüssen vermischen.
Die Hälfte des Teiges mit den Händen öffnen und die Füllung darauf ausbreiten. Mit dem übrigen Teig abdecken. Den Apfelteig 30-40 Minuten backen und anschließend mit Puderzucker bestäuben.

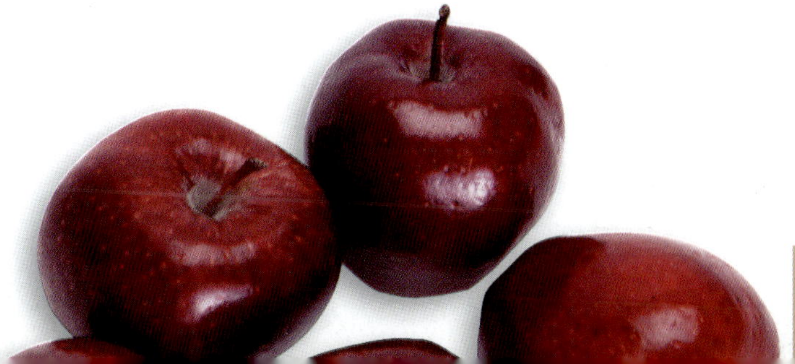

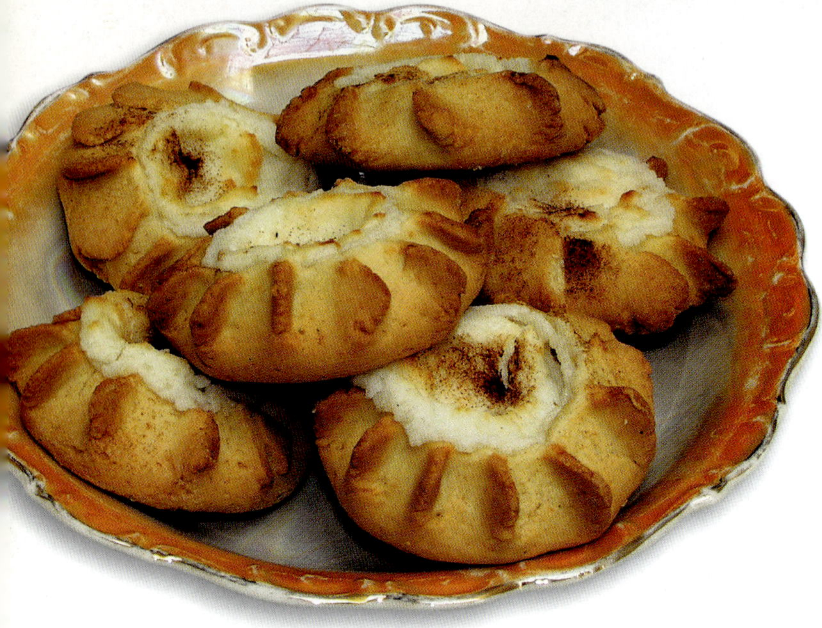

Kaltsounia

Für den Blätterteig
½ kg Mehl
1 Tasse Milch
1 EL Olivenöl
die geeignete Wassermenge

Für die Füllung
½ kg Mizithra
½ kg Anthotiros
4 Eier
1-2 Minzeblätter
Sesam

Den Teig zubereiten. In einer Schüssel die Mizithra und den Anthotiros gerieben, die Eier und Minze vermischen. Den Teig auswellen und je nach gewünschter Größe der Kaltsounia mit einer Tasse oder einem Glas ausstechen und mit einem Löffel die Füllung darauf geben. Anschließend schließt man sie, so daß sie einem Halbmond ähneln. Außerdem kann man den Teig in Quadrate schneiden und die vier Ecken so einschlagen, daß die Füllung in der Mitte etwas sichtbar bleibt. Egal auf welche Art man sie macht, legt man die Kaltsounia auf ein eingeöltes Blech und bestreicht sie mit Ei. Wenn man möchte, kann man noch etwas Sesam darüber streuen. Etwa eine Stunde bei mittlere Hitze backen.

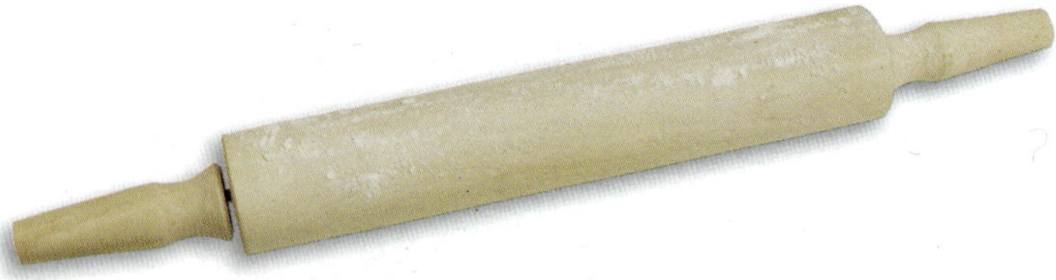

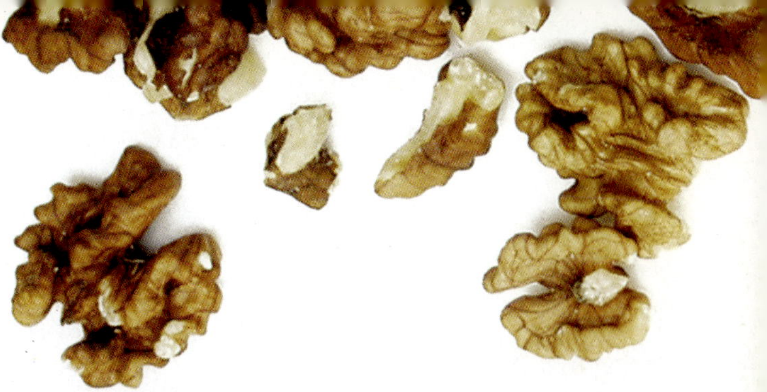

Nussgebäck

1 Tasse Olivenöl
1 ½ Tassen Zucker
6 Eier
1 Tasse Milch
1 El Zimt
3-4 zerstampfte Nelken
3 Tassen zerstampfte Nüsse
½ kg Mehl
2 TL Backpulver

Für den Sirup
2 Tassen Zucker
2 Tassen Wasser
3 TL Cognac

Im Mixer das Olivenöl gut mit dem Zucker schlagen. Die Eier, die Milch, die Nüsse, Zimt, Nelken und schließlich das Mehl, unter das das Backpulver gemischt ist, dazugeben. Die Masse in eine eingeölte Backform leeren und bei mittlerer Hitze etwa 45 Minuten backen. Anschließend lässt man das Nussgebäck erkalten und nimmt es aus der Backform. Den Sirup bereitet man folgendermaßen: Das Wasser zum Kochen bringen, den Zucker und Cognac dazugeben und kurz umrühren. So in heißem Zustand gießt man den Sirup über das Gebäck.

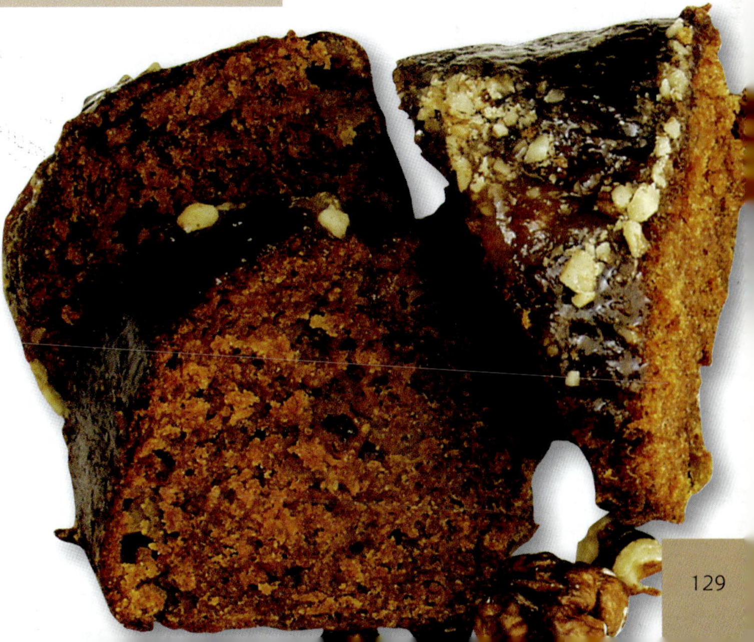

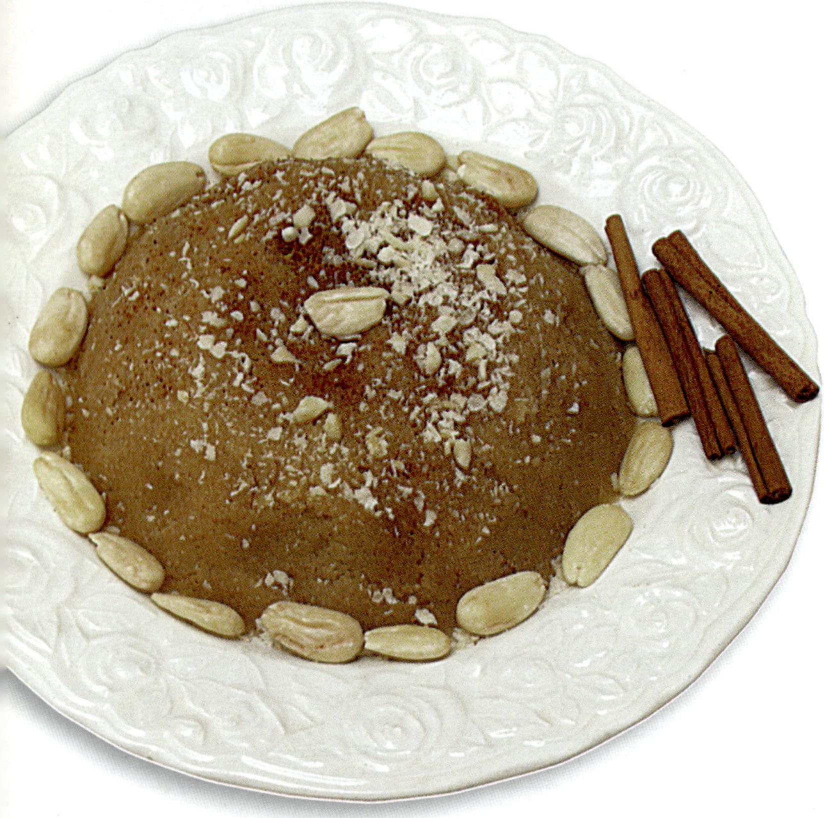

Halvas

1 Tasse Grieß
½ Tasse Olivenöl
100 g geriebene Mandeln
Geriebenen Zimt

Für den Sirup
1 ½ Tasse Zucker
2 ½ Tassen Wasser
Schale einer Zitrone

Das Öl in einen Topf geben, erhitzen und den Grieß dazugeben. Umrühren bis der Gries geröstet ist und eine dunkelbraune Farbe bekommt. In einem anderen Topf das Wasser mit dem Zucker kochen und für etwa fünf Minuten umrühren, bis sich der Zucker aufgelöst hat, und anschließend die geriebene Zitronenschale hinzufügen. Wenn der Sirup fertig ist, gießt man ihn langsam in den Topf mit dem Halvas und lässt das Ganze kurz kochen, bis der Gries den Sirup aufgesogen hat. Gleichzeitig gibt man auch die Mandeln dazu. Den Halvas mit einem sauberen Tuch abdecken und erkalten lassen. In kleinen Schalen oder auf einer Platte servieren und mit Zimtpulver bestreuen.

Kourabiedes (Honigkugel)

1 kg Mehl
2 EL Zucker
3 EL gehackte Nüsse
½ TL Soda
½ Zitrone (Saft und Schale)
½ kg Puderzucker
Rosenwasser
2 Tassen Olivenöl

Das Öl und den Zucker in eine Schüssel geben und gut verrühren. Die Soda, die Zitrone, die Nüsse und schließlich langsam das Mehl dazugeben, bis der Teig ziemlich fest wird. Man formt die Kourabiedes rund oder in welcher Form man möchte und setzt sie auf ein leicht eingeöltes Blech. Im vorgeheizten Ofen etwa 40 Minuten backen. Wenn sie fertig sind, aus dem Backofen nehmen, mit etwas Rosenwasser besprühen, mit Puderzucker bestäuben und die Süßigkeit ist fertig.

Melomakarona (Honigkugel)

6 Tassen Mehl
2 Tassen Olivenöl
1 Tasse Puderzucker
1 Tasse Milch
1 Tasse Saft einer Orange
1 TL Schale einer Orange
1 TL Zimt
1 TL zerstampfte Nelken
½Tasse zerstampfte Nüsse
1 TL Soda
1 EL Backpulver

Sirup

2 Tassen Wasser
1 Tasse Honig
1 Tasse Zucker

Das Öl mit dem Puderzucker gut schlagen. Die geriebene Orangenschale und den Orangensaft vermischt mit der Soda, Zimt, Nelken, Nüsse und die Milch dazugeben. Dann langsam das mit Backpulver vermischte Mehl darunter kneten, bis der Teig verhältnismäßig weich wird. In runde bzw. ellipsoide Bällchen formen und auf ein eingeöltes Blech legen. Bei mittlerer Hitze ungefähr 30 Minuten backen. In der Zwischenzeit bereitet man den Sirup folgendermaßen: Das Wasser in einem Topf zum Kochen bringen, Zucker und Honig dazugeben. Wenn der Sirup fertig ist, taucht man die Melomakarona kurz hinein und nimmt sie gleich wieder heraus. Man setzt sie auf eine Platte und bestreut sie mit einer Mischung aus zerstampften Nüssen, Sesam und Zimt.

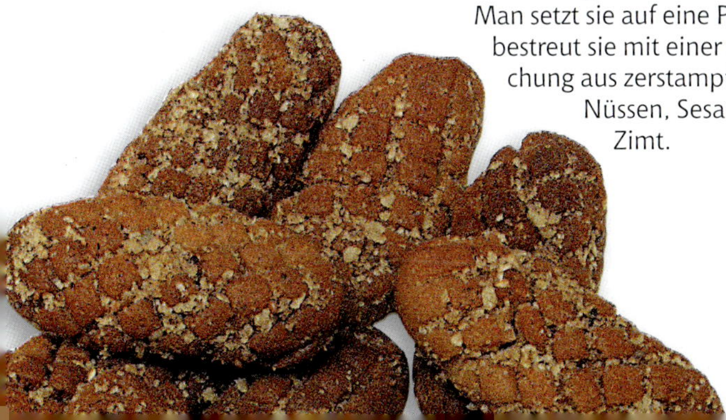

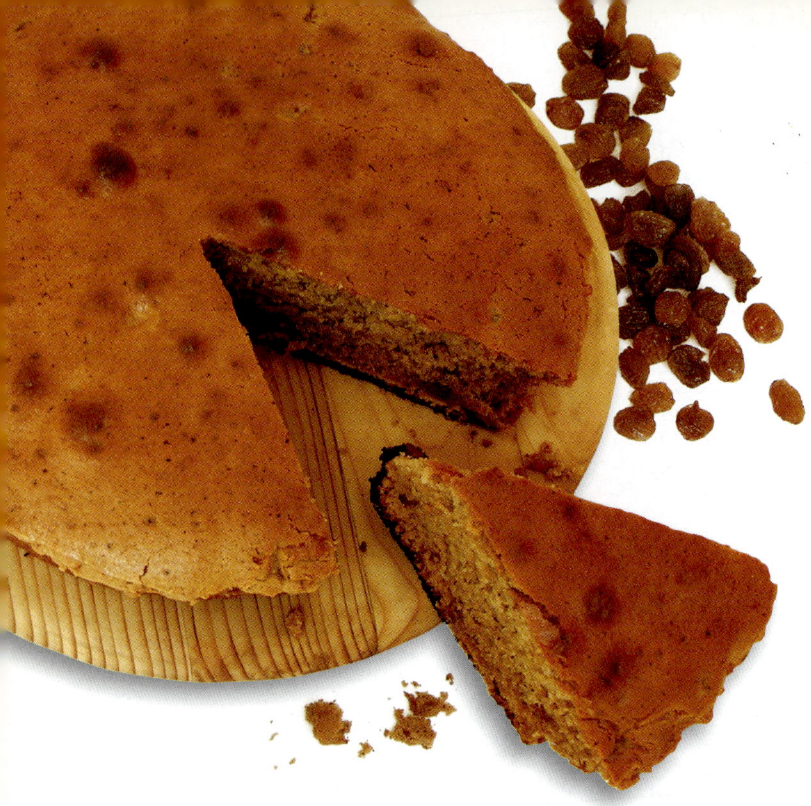

Rosinenkuchen

1 kg Mehl
½ kg Zucker
1 Glas Orangensaft
1 Glas gekochten Zimt
1 TL Soda
1 TL Ammoniak
Schale einer Zitrone
1 Tasse gemahlene Rosinen
grob gemahlene Nelken
2 Tassen Öl

Öl und Zucker in eine Schüssel geben und gut schlagen. Den Ammoniak und die Soda in Orangensaft aufgelöst dazugeben, sowie auch Zimt, Nelken, geriebene Zitronenschale und die Rosinen. Allmählich auch das Mehl dazugeben und die fertige Masse in eine eingeölte Backform gießen und etwa eine Stunde im vorgeheizten Ofen backen.

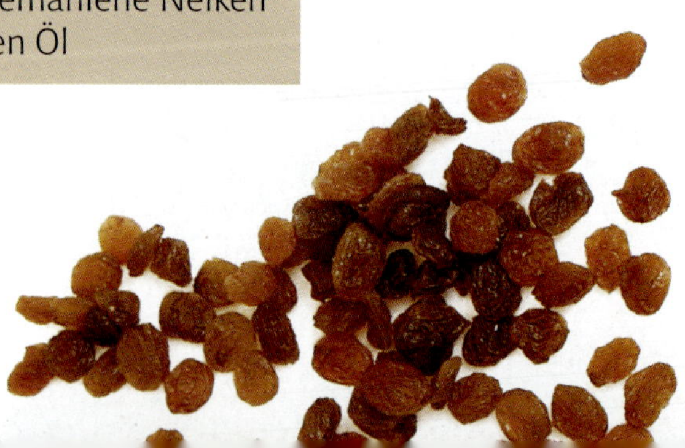

Ölkuchen

4 ½ Tassen Mehl
1 Tasse Zucker
1 ½ Tassen Milch
2 Eier
1 TL Backpulver
Saft und Schale einer Orange
1 Vanillepulver
1 ½ Tassen Öl

Das Öl und den Zucker in einer Schüssel gut schlagen. Die Eier, die Milch, Orangenschale und -saft und das Vanillepulver langsam dazugeben. Wenn alles gut verrührt ist, gibt man langsam das Mehl mit dem Backpulver dazu. Wenn die Masse fertig ist, ölt man den Boden einer Backform leicht ein und schüttet die Masse hinein. Den Kuchen etwa 45 Minuten im vorgeheizten Ofen backen. Wenn man will, kann man ihn nach dem Backen mit Puderzucker bestäuben.

Ölgebäck

4 Tassen Mehl
1 Tasse Saft einer Orange
3 Tassen Zucker
1 EL Ammoniak
1 Mokkatasse Traubenschnaps
1 Stange Zimt
2 Tassen Sesam
3 Tassen Olivenöl

Das Olivenöl mit dem Orangensaft schlagen und den Zucker, den Ammoniak mit dem Traubenschnaps und 1 Tasse Wasser, worin man den Zimt gekocht hat, dazugeben. Langsam das Mehl dazugeben und so lange kneten, bis sich ein weicher und leicht formbarer Teig ergibt. Man formt längliche Würstchen, wendet sie in Sesam, schneidet sie dann in Stücke von 10-12 cm und legt sie in S - Form auf ein eingefettetes Blech. Etwa 1 Stunde backen, bis sie Farbe annehmen.

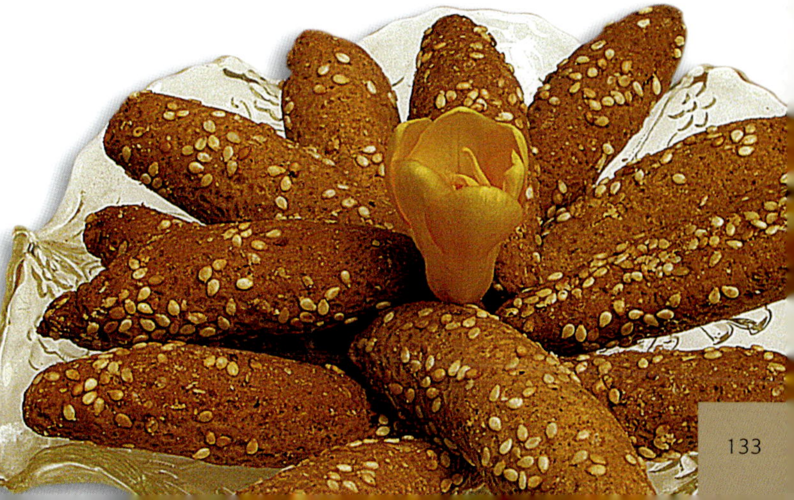

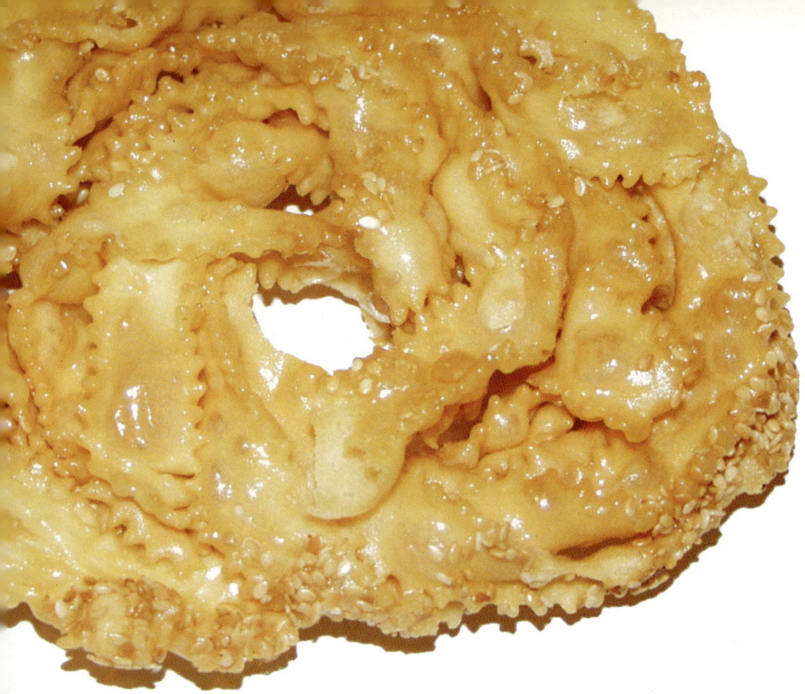

Xerotigana

1 kg Weizenmehl
½ Tasse Zucker
1 Mokkatasse Traubenschnaps
1 Tasse grob gemahlene Nüsse
½ Tasse Sesam
Zimt
Honig
1 Tasse Olivenöl
Öl zum Braten

Für den Sirup
1 ½ Tassen Zucker
2 ½ Tassen Wasser

Öl, Zucker und den Schnaps in eine Schüssel geben und unter ständigem Rühren langsam das Mehl und Wasser dazugeben. Wenn der Teig, der ziemlich fest und leicht zu formen sein soll, fertig ist lässt man ihn etwa eine Stunde stehen. Anschließend wellt man mit der Hand oder mit Hilfe einer Maschine den Teig sehr dünn aus und schneidet ihn in Streifen von 3 cm Breite und 30-40 cm Länge. Öl in einer Pfanne erhitzen und anschließend einen Streifen nach dem anderen am Ende mit einer Gabel halten und mit Drehbewegungen in das Heiße Öl geben, so daß er in der Pfanne die Form eines Nestes annimmt. Man kann das Nest auch zuvor auf dem Tisch formen und dann ins heiße Öl legen. Sobald die Xerotigana Farbe annehmen, nimmt man sie aus der Pfanne und legt sie auf ein Papier, das das überflüssige Öl aufsaugt. Den Sirup bereiten und sobald die Xerotigana erkaltet sind, eines nach dem anderen für ein bis zwei Minuten in den Sirup legen. Anschließend auf eine Platte legen und mit Honig, Nüssen, Sesam und Zimt garnieren.

Mizithropitakia
(Frischkäseteigchen) mit Honig

Für den Blätterteig

1 kg Mehl
2 Eier
½ TL Soda
1 Tasse Wasser
1/3 Tasse Öl

Für die Füllung

1 kg Mizithra (Frischkäse)
2 Eier
1 TL Zimt
ein bißchen feingehackte Minze
Honig

Die Eier schlagen und das Öl dazuleeren. Gut verrühren und Wasser, Soda und Mehl dazugeben, bis der Teig ziemlich fest wird. Den Teig in ein Tuch gewickelt stehen lassen und die Füllung zubereiten, indem man die Mizithra mit den Eiern, dem Zimt und der Minze vermischt. Den Teig auswellen und mit Hilfe eines Glases rund ausstechen. Mit einem Löffel etwas Füllung darauf geben und anschließend zusammenlegen, so daß Halbmonde entstehen. Anschließend in heißem Öl ausbacken und mit Honig überzogen servieren.

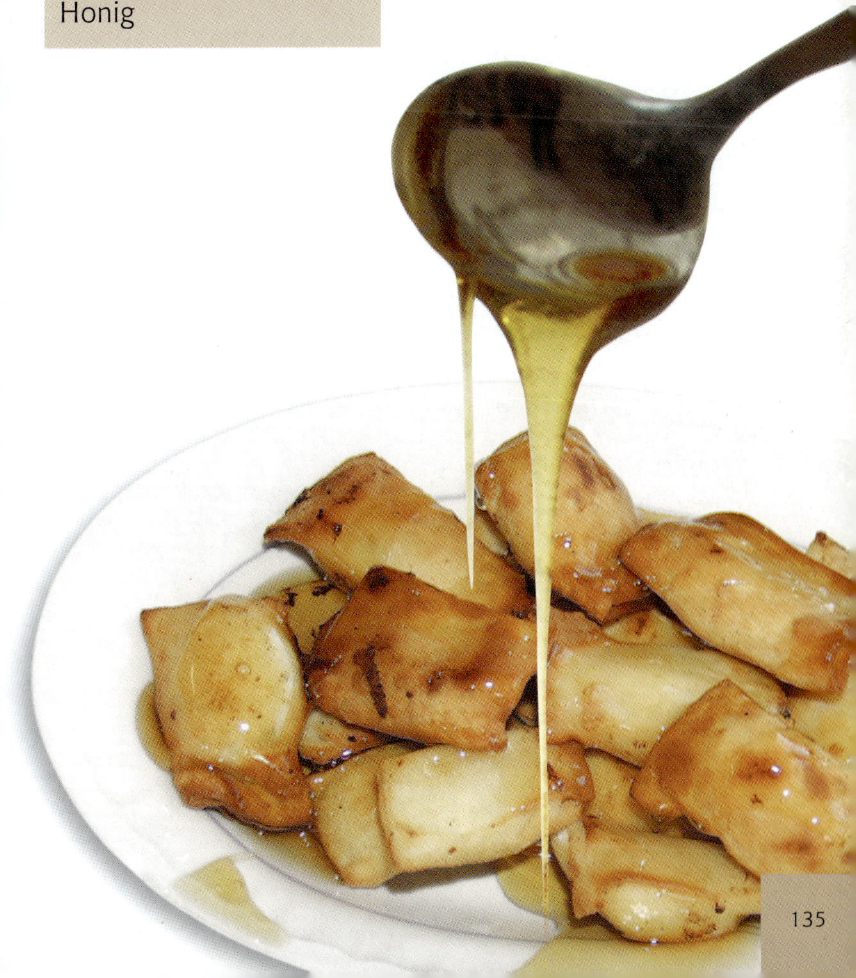

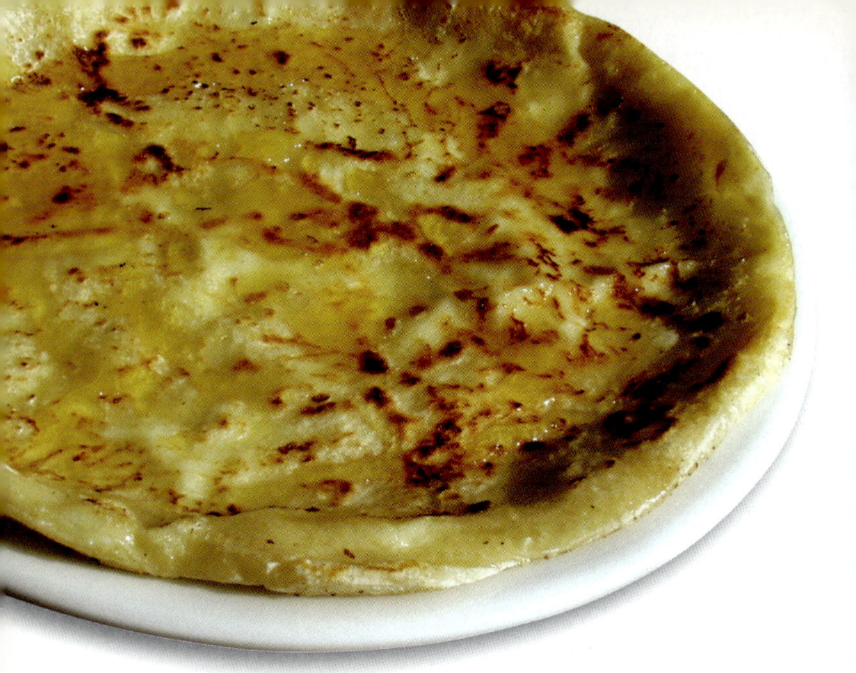

Gebäck von Sfakia

Für den Blätterteig
½ kg Mehl
1 Ei
3 EL Öl

Für die Füllung
½ kg Mizithra (Frischkäse)
Zimt
Honig

Das Mehl in eine Schüssel geben, das geschlagene Ei, Öl und soviel Wasser wie nötig dazugeben, bis ein mittelfester Teig entsteht, nicht zu fest, aber auch nicht zu weich. Man bereitet die Füllung, indem man alle Zutaten vermischt. Man teilt den Teig in kleine Ballen und wellt sie etwa dessertellergroß aus. Man gibt etwas Füllung darauf, faltet den Teig von den Seiten her zusammen, drückt ihn im Zentrum fest und backt das Gebäck in einer Pfanne ohne oder mit nur sehr wenig Öl, wobei man es aber ständig wendet, um ein Anhängen zu verhindern. Mit Honig übergossen servieren.

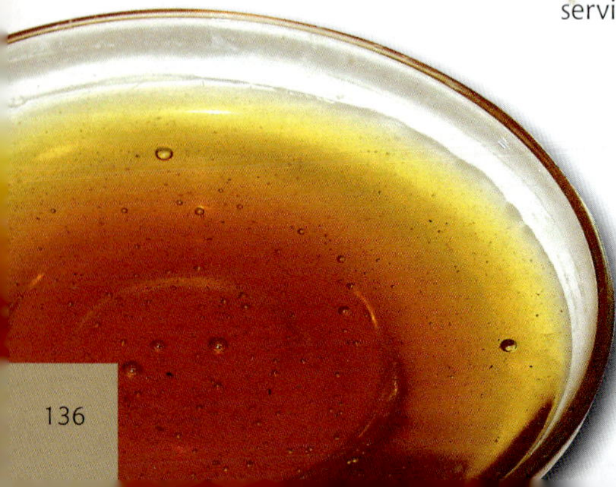

Stafidota

1 kg Mehl
1 ½Tassen Zucker
½ Tasse Saft einer Orange
Saft und Schale einer Zitrone
½ Tasse Aschenaufguß
1 TL Soda
Zimt
Nelken
1 Mokkatasse Kognak oder Likör
gemahlene Rosinen
½ kg Olivenöl

Öl, Zucker, Orangensaft, geriebene Zitronenschale, Aschenaufguß, Kognak, Zimt und die Nelken in eine Schüssel geben und alles etwa eine halbe Stunde lang gut schlagen. Die Soda im Zitronensaft auflösen, in die Masse leeren und anschließend langsam das Mehl dazugeben. Wenn der Teig ziemlich fest ist, auswellen und mit einem Glas ausstechen. Mit einem Löffel zerkleinerte Rosinen auftragen und die Teigstücke zusammenschlagen, so daß Halbmonde entstehen. Auf ein eingeöltes Blech legen und im vorgeheizten Ofen backen.

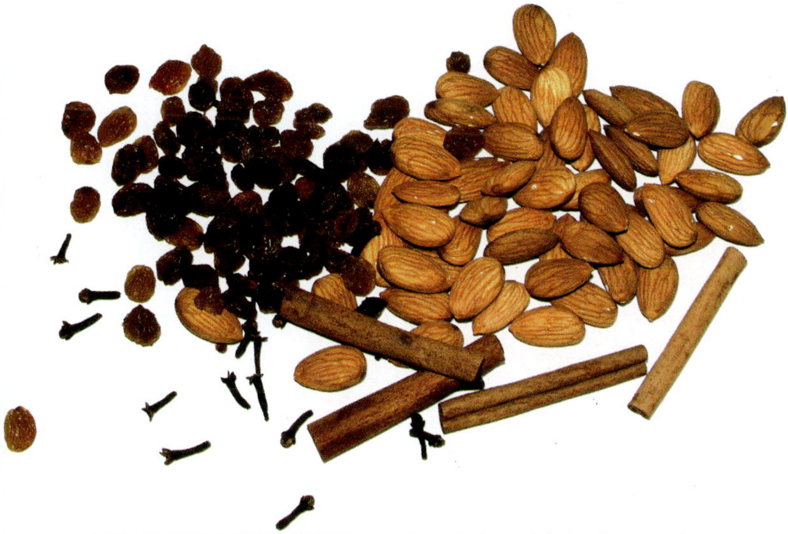

Ravani

800 g Reis
1 kg Zucker
1 Tasse gehackte Mandeln
Zimt
Nelken
1 Tasse Öl

Den Reis weich kochen und zermahlen. In einem Topf zwei Liter Wasser mit dem Zucker kochen und anschließend das halbe Öl den Reis und die Mandeln dazugeben. So lange rühren, bis alles zu einem Brei wird. Wenn die Masse fertig ist, wird sie in ein eingeöltes Blech gegeben und mit Zimt bestreut. In Stücke schneiden, eine Nelke in jedes Stück stecken und etwa eine Stunde backen.

Anmerkungen

Anmerkungen

Anmerkungen

Anmerkungen

Anmerkungen

Anmerkungen

Anmerkungen